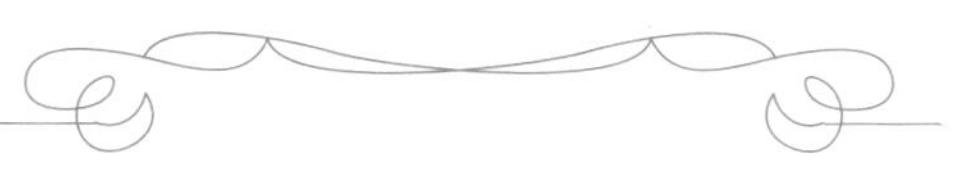

発行によせて

日本助産師会では、2019年3月に『今こそ知りたい 助産師のための産後ケアガイド』を発刊しました。発刊当時の産後ケア事業は市町村の予算事業であり、国として産前産後の切れ目ない妊産婦への支援を実現するために推進すべき事業として認識されているにも関わらず、実施する市町村が増加せず、産後ケアとは何をする事業なのか、社会でその理解も十分なされていない状況でありました。そのような中、産後ケアを推進していくためには、産後ケア事業実施において中心的役割を果たすべき助産師の職能団体が、産後ケア事業の対象者や運営の在り方および標準的なケアを示す必要があると考え、本ガイドを作成しました。

その後、産後ケア事業は、2020年4月に母子保健法の一部を改正する法律により、その実施は市町村の努力義務と規定され、少子化社会対策大綱において、2024年度末までの全国展開を目指すことが決定され、各地でその推進が図られようとしています。

「助産師のための産後ケアガイド2023」は、全国各地で産後ケア事業を実施する助産師の皆様から寄せていただいたさまざまなご意見や、本会が世田谷区立産後ケアセンターの事業受託をし、実践していく中で培ったノウハウを活かしながら、改訂特別委員会のメンバーの方々とともに検討し、産後ケア事業を受託し、実施していく助産師の皆様のお役に立つような内容をさらに盛り込み、修正したものです。また、監修の鈴木俊治先生、安達久美子先生には的確なアドバイスをいただくことができましたことを感謝申し上げます。

産後ケア事業は市町村事業ですので、あくまでも実施主体は市町村です。このため市町村あるいは協働で作成した「産後ケア事業実施要綱」に基づいて行うことが原則です。

しかし、ケアチームとして中心的役割を果たすべき助産師が、安全管理を含む業務基準や標準的ケア内容を提示することが求められますので、その際の参考書として、このガイドを活用してくだされば幸いです。

2023年11月

委員長　**島田真理恵**

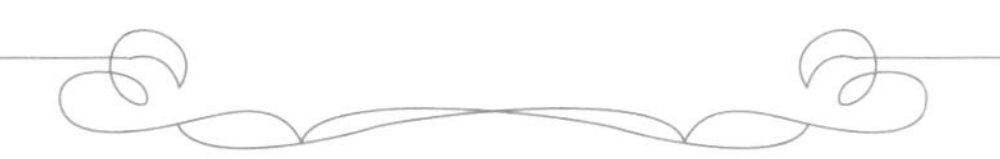

目次 INDEX

Part 1

助産師を中心とした産後ケアを進めるにあたって

産後ケア事業を受託し、助産師を中心とした産後ケアを進めるにあたって理解すべき基本事項および整備する基準・規定等について提示した。自施設の施設基準・規定等の整備をされる際に活用していただきたい。

本書における用語の定義は、以下の通りである。

《用語の定義》

ケア：看護専門知識および技術を用いて母子をケアすること。

支援：母親の意図を理解しつつ、行為（育児や授乳など）の質を維持・改善する一連の働きかけをいい、最終的に母親のエンパワーメントをはかること。

産後ケア：分娩施設退院後から産後１年の間に病院・診療所または助産所、産後ケアセンター、あるいは利用者の自宅で、助産師をはじめとする看護職と連携する多職種で、産後の母子とその家族に対し、母親の心身の回復を促進し、母親が自立して育児できるようになることおよび産後１年の育児を円滑に行うことができることを目的として行われる支援をいう。

産後ケア事業：市町村が実施し、分娩施設退院後から一定の期間、病院、診療所、助産所、自治体が設置する場所（保健センター等）または、対象者の居宅において、助産師等の看護職が中心となり、母子に対して、母親の身体的回復と心理的な安定を促進するとともに、母親自身がセルフケア能力を育み母子とその家庭が、健やかな育児ができるよう支援することを目的とした事業をいう。

助産診断：妊産褥婦、乳幼児とその家族の健康状態、および女性のライフサイクル全般にわたる性と生殖にかかわる生理的・身体的側面のみならず、心理的・社会的・文化的側面を含めた健康状態の診断（健康問題のみならず、個人・家族・地域に関するより健康度の高い積極的な診断）で介入の方向性をさし示すものである[1]。

【引用文献】 1）加部山キヨ子、武谷雄二編（2021）．助産学講座６助産診断・技術学Ⅱ［1］妊娠期，ｐ10-11，医学書院.

日本助産学会『助産用語集』http://square.umin.ac.jp/jam/docs/josanyougo.pdf より

A. 産後ケアの対象とケア提供の場

Ⅰ. 産後ケアの対象

1. 産後ケア事業の対象者

母子保健法において、産後ケア事業とは「産後ケアを必要とする出産後1年を経過しない女子および乳児に対して、心身のケアや育児のサポート等（産後ケア）を行い、産後も安心して育児ができる支援体制を確保するもの」と定められている。

国は、乳児を育てている母親自身が「産後ケアを必要とする」時には、心身のケアや育児のサポート等の産後ケア事業によるケアが受けられるよう、自治体が支援体制を整備することを努力義務としている。また、自治体は、母親が単に気分転換やレスパイト（休息）をしたい場合の対応としては、乳児の一時預かりやベビーシッターの利用が気軽にできるような支援体制を構築することが望ましく、助産師をはじめとする看護職者が、対象母子の状況に応じて、心身のケアや育児のサポート等を行う産後ケア事業の対象者とは区別する必要があると考えられる。

また、豪華な食事やリラクゼーションケアを提供する産後ケアの情報がマスコミから発信されているため、市町村が行う産後ケア事業と自費で利用する産後ケアを混同している女性や家族も見受けられる。利用者に対しては、産後ケア事業ではどのようなケアを受けることができるのかを妊娠中から十分説明する必要がある。

2. 産後ケア事業でケア対象となる母子の要件

助産師が産後ケア事業で、ケアを行う対象者は、自宅で生活ができる状況の母子である。母子保健領域で対応が可能で、一般的な保健サービスやプライマリケア（General health care services maternity and primary care）に区分けされる、医療介入を必要としないものである。

医療介入が必要な対象者、すなわち医師による診断・治療が必要とされる母子は医療機関でケアを受ける対象であり、産後ケア事業の対象者とはならない。

また、産後ケア事業は出産後1年を経過しない女子および乳児を対象としているが、特別養子縁組などで、育児のサポートを必要とする養親と乳児の利用や、乳児が入院中である低出生体重児や医療的ケア児の母親の利用も可能である。加えて、産後ケア事業の目的からみて、家族への支援が必要な場合には、家族もケアの対象者とする。

3. 除外要件

・母子のいずれかが学校保健安全法施行規則第18条に規定されている第一種・第二種・第三種感染症に罹患している（表1）場合には、産後ケア事業の対象者から除外される。

・母子のいずれかが発熱、下痢、嘔吐など感染症が疑われる症状を有している。
・母子のいずれかが、その他の感染症を有している。
・母子のいずれかに入院加療が必要である。
・心身の不調や疾患により医療介入が必要である。
※医師により、産後ケアにおいて対応が可能であると判断された場合には、この限りでない。

表 1　学校保健安全法施行規則（最終改正：令和 5 年 5 月 8 日文部科学省令第 22 号）

第 3 章 感染症の予防 第 18 条より抜粋

第 18 条　学校において予防すべき感染症の種類は、次のとおりとする。

第一種　エボラ出血熱、クリミア・コンゴ出血熱、痘そう、南米出血熱、ペスト、マールブルグ病、ラッサ熱、急性灰白髄炎、ジフテリア、重症急性呼吸器症候群（病原体がベータコロナウイルス属 SARS コロナウイルスであるものに限る。）、中東呼吸器症候群（病原体がベータコロナウイルス属 MERS コロナウイルスであるものに限る。）及び特定鳥インフルエンザ（感染症の予防及び感染症の患者に対する医療に関する法律（平成 10 年法律第 114 号）第 6 条第 3 項第 6 号に規定する特定鳥インフルエンザをいう。次号及び第 19 条第二号イにおいて同じ。）

第二種　インフルエンザ（特定鳥インフルエンザを除く。）、百日咳、麻しん、流行性耳下腺炎、風しん、水痘、咽頭結膜熱、新型コロナウイルス感染症（病原体がベータコロナウイルス属のコロナウイルス（令和 2 年 1 月に、中華人民共和国から世界保健機関に対して、人に伝染する能力を有することが新たに報告されたものに限る。）であるものに限る。次条第 2 号チにおいて同じ。）、結核及び髄膜炎菌性髄膜炎

第三種　コレラ、細菌性赤痢、腸管出血性大腸菌感染症、腸チフス、パラチフス、流行性角結膜炎、急性出血性結膜炎その他の感染症

2　感染症の予防及び感染症の患者に対する医療に関する法律第 6 条第 7 項から第 9 項までに規定する新型インフルエンザ等感染症、指定感染症及び新感染症は、前項の規定にかかわらず、第一種の感染症とみなす。

Ⅱ．産後ケア事業提供の場

産後ケア事業の対象を利用する母子は、「宿泊型」「デイサービス型」「アウトリーチ型」のいずれかでケアを受けることができる。各産後ケア提供の場の要件は以下の通りとする。あくまでも目安を示したものであり、どのような母子を対象とするのかについては、各地域、自施設の状況に合わせて設定する。

1．宿泊型：利用者が宿泊しケアを受ける

・育児不安があり、夜間を含む継続的な専門家の育児支援が必要である。
・夜間の授乳について、授乳支援が必要である。
・母親の疲労があり、休養が必要である。

2．デイサービス型：利用者が日帰りでケアを受ける

・育児不安があり、専門家による育児支援が必要である。
・授乳困難があり、専門家による授乳支援が必要である。
・母親の疲労が強く、日中、数時間程度の休養が必要である。

3．アウトリーチ型：利用者が自宅でケアを受ける

・自宅等における授乳および育児支援が必要である。
・育児不安があり、専門家による育児支援が必要である。
・授乳困難があり、専門家による授乳支援が必要である。
※家事支援は目的としていないため、家事支援そのものは行わない。

B. 産後ケア提供の場の基準

宿泊型、デイサービス型、アウトリーチ型の３つのタイプについて、基本的な考え方と産後ケア提供の場の基準を示す。

Ⅰ．産後ケア提供の場（タイプ別）の基本的な考え方

現在、産後ケア事業は地域特性に応じて、助産所、病院、診療所、産後ケア施設等で実施されているが、対象者にとって最も適切な環境とは何か、という視点で考える必要がある。

・宿　　泊　　型：産後ケア提供の場は医療的環境より家庭的環境に近いことが望ましい。
・デイサービス型：集団あるいは個別支援が可能なスペースと環境が整っていることが望ましい。
・アウトリーチ型：利用者の日常生活の場で、それぞれの住環境と家族状況に合わせることが望ましい。

Ⅱ．産後ケア事業提供の場の基準

1．宿泊型

助産所の施設基準に則る。

1）構造設備

居室は、助産所の構造設備基準に則った専有面積（1 組の母子入所で 6.3m² 以上）を確保する（表 2）。原則として個室が望ましいが、母子の状況により多床室とする。個室対応が不可能な場合、カウンセリングスペース、保育室などを確保する。居室には、ベッドあるいは布団、冷蔵庫、貴重品入れ等を設置する。

2）共用の構造設備

共用設備として、以下を設置する。

・トイレ
・洗面所
・浴室
・洗濯機
・乳児用沐浴槽
・調理室

・調乳設備

・談話室等共用スペース

3）防災設備

医療法、消防法に則り、整備する（表2・表3)。

・非常口を明示する。

・玄関以外の避難経路を確保する。

※消火設備は延床面積等で異なるため、所轄の消防署と相談する。

表２　助産所構造設備の基準概要（医療法施行規則第17条より一部抜粋）

・入所室は、地階又は第3階以上の階には設けないこと。ただし、主要構造部を耐火構造とする場合は、第3階以上に設けることも可能。

・入所室の床面積（内法によって測定）
1母子を入所させるためのものにあっては6.3平方メートル以上、2母子以上を入所させるためのものにあっては1母子につき4.3平方メートル以上

・第2階以上の階に入所室を有するものは、入所する母子が使用する屋内の直通階段を設けること。

・第3階以上の階に入所室を有するものにあっては、避難に支障がないように避難階段を2以上設けること。ただし、直通階段を建築基準法施行令第123条第1項に規定する避難階段としての構造とする場合は、その直通階段の数を避難階段の数に算入することができる。

・火気を使用する場所には、防火上必要な設備を設けること。

**表３　消防法施行令の一部を改正する政令等について（平成28年4月1日施行）
（平成26年10月消防庁予防課一部抜粋）**

・スプリンクラー設備の設置基準の見直し

現在病院にあっては延べ面積3,000㎡以上、診療所及び助産所にあっては延べ面積6,000m² 以上のものに設置が義務付けられているスプリンクラー設備について、避難のために患者の介助が必要な有床診療所・病院においては、原則として、延べ面積にかかわらず、設置することを義務付ける(火災発生時の延焼を抑制する施設構造を有するものは例外として設置不要)。また、避難のために患者の介助が必要な有床診療所に該当しない有床診療所及び有床助産所においては、延べ面積3,000㎡以上（平屋建てを除く）のものに設置を義務付ける。

・屋内消火栓設備（及び動力消防ポンプ設備）の設置基準の見直し

スプリンクラー設備の設置基準の見直しに伴い、避難のために患者の介助が必要な有床診療所・病院のうち、通常のスプリンクラー設備（特定施設水道連結型スプリンクラー設備以外のスプリンクラー設備）を設置しなければならない基準面積1,000㎡以上のものに屋内消火栓設備の設置を義務付ける（屋内消火栓設備の設置基準を準用する動力消防ポンプ設備についても同様）。ただし、スプリンクラー設備（補助散水栓を含む）の有効警戒範囲内は設置しないことができる。

・消防機関へ通報する火災報知設備の設置基準の見直し

病院、有床診療所及び有床助産所において、現在延べ面積500㎡以上のものに設置が義務付けられている消防機関へ通報する火災報知設備について、延べ面積にかかわらず設置することを義務付ける。

2. デイサービス型

1）構造設備

・ケアを提供する母子の人数に応じた十分な面積を確保する。

・複数の母子が利用する際には、個別対応のできるスペースを確保する。

・休息が可能な簡易ベッドなどを準備する。

2）防災設備（無床助産所の基準に準じる）

・消火用の機械又は器具を備えること。

・火気を使用する場所には、防火上必要な設備を設けること。

※消火設備は延床面積等で異なるため、所轄の消防署と相談する。

3. アウトリーチ型

・ケアの提供は各家庭で行うため、場の基準は設けない。

C.　産後ケア事業を提供する場の運営規定

ケア提供の場の特性に応じた運営規定、安全管理指針を作成する。

Ⅰ．運営理念

産後ケアの提供についての、施設の根本的な考え、指針や基本姿勢を規定する。

Ⅱ．対象

母子の要件を示す（※自治体からの委託事業の場合は自治体の基準に準じる）。

Ⅲ．提供するケアの内容

「Part 2　計画立案と標準的なケアの実際」(p45 ～ 80) を参考に、施設独自の内容を記載する。

Ⅳ．組織

産後ケア施設の規模に応じて組織体制を明確に提示する。

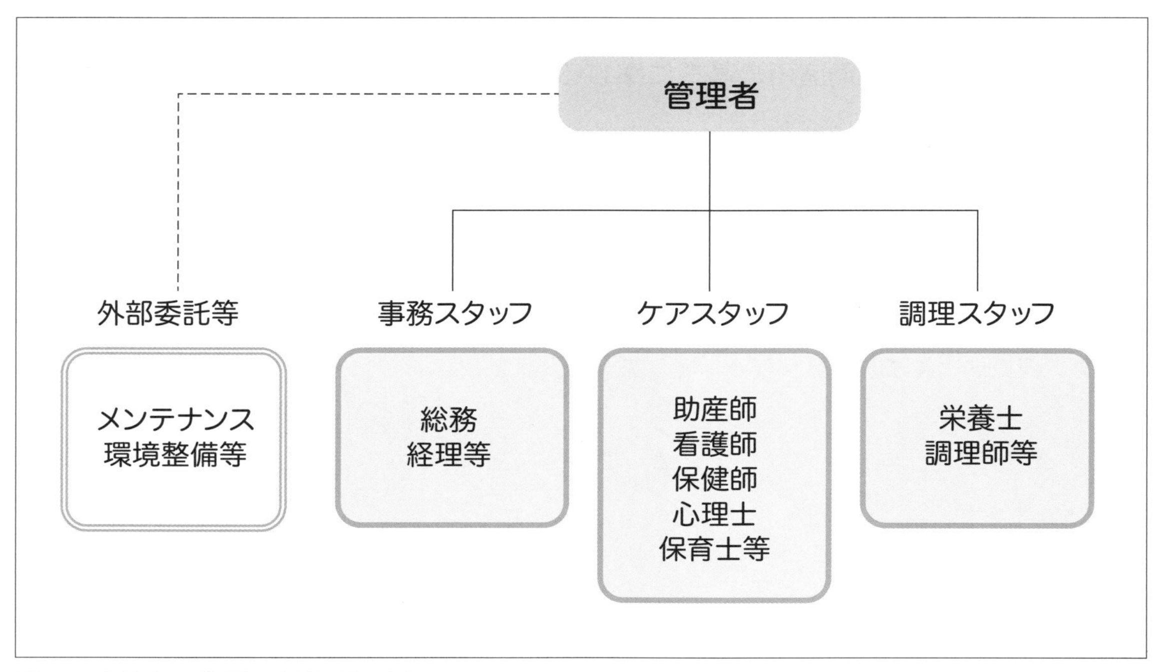

図１　産後ケア施設の組織図の例

Ⅴ．協議・決定機関等の設置

産後ケア事業実施の方針・方向性を決定、共有する場として定期的にカンファレンスを開催する。各種規準やマニュアルの改訂、新しいルールの策定、問題発生時の対応や対策の決定等を行う。協議・決定機関に参加する職種や人数、開催回数、決定方法等を明確にする。自治体からの委託の場合は自治体と協議する場も必要である。

Ⅵ．安全管理指針

安全な産後ケアを提供するために、事故防止、感染防止、食事提供、緊急時の対応、防火・防災と火災発生時の対応、個人情報保護についてそれぞれの指針を示す。安全管理に必要なインシデントおよびアクシデント発生時の報告体制、報告内容、対策立案、それらの共有方法等について明文化する。

自分の子どもは母親自身で守るということを前提とする。子どもの発達状況により行動範囲も拡大する。予測不能な不慮の事故が起こらないよう子どもには細心の注意を払い管理していくことが必要である。入所・通所の際に利用者である母親に安全管理指針について説明し、共通理解を得るようにする。施設規模によっては、安全対策委員会を組織して安全管理を推進する。

1．事故防止対策と発生時の対応

事故予防のための安全管理マニュアルを策定し、事故発生時の対応などを職員間で共有する。

1）子どもの預かり

母親と同室で過ごすことを原則とする。子どもを預かる場合の管理体制について策定する。

2）子どもの誤認

子どもの誤認防止のために、母子標識を装着する。子どもの預かり、母親への受け渡し時には、母親と助産師双方で、母子標識での確認を徹底する。

3）子どもの連れ去り

子どもの連れ去りを防止するために、面会や施錠のルールを策定する。施設の規模・特性に合わせて、必要であれば防犯カメラを設置する。

4）子どもの転落・墜落

子どもの転落・墜落の予防のためにベッド柵を設置する。

5）添い寝

原則として母子は同じベッドを共有することは避ける。

6）調乳

哺乳瓶、消毒容器等は利用者個々専用とし、母親が準備した乳児用調製粉乳（粉ミルク）を自分自身で調乳することを原則とする。

7）やけどの防止

シャワーの湯温設定、ポット等の湯の扱い方について母親に説明する。

2. 感染防止対策

スタンダードプリコーション（標準予防策）に基づいて、医療施設等における感染対策ガイドライン（2008.厚生労働省）等を参考に対策を決めておく。

手指衛生は、日常的手洗いもしくは衛生学的手洗いを行う。また、乳房ケアや子どものケアを行う場合は、必要に応じて手袋、マスク、ガウン、ゴーグル等の個人防護具を着用する。

子どものケアを行う場合は、「一処置一手洗い」とする。汚染リネンの処理や備品・器材の清掃の頻度や方法について取り決める。清掃等を業者に委託する場合には、同様にスタンダードプリコーションを徹底するよう指導する。

施設内の感染防止には、発熱、感冒症状、下痢、嘔吐などの感染症状がある者の利用停止・面会者の制限、感染症状のあるスタッフの業務停止等についての対策をとる。

利用者・家族に対しても感染予防のための手洗いの徹底・手指消毒（アルコール消毒）等の説明を行う。

学校保健安全法施行規則（表1）に規定されている感染症の流行・警戒レベルに注意し、平常時から面会制限等についての対策を明文化する。

職員は日常の健康管理を心がける。

3. 食事提供

食品衛生法に則り、提供する。利用者の食物アレルギーや宗教上の制限に配慮する。

4. 緊急時の対応

母子の心身の急変に備え、緊急時の対応がよりスムーズに行えるよう、緊急時対応フローを作成（救命処置・緊急連絡先・連携医療機関等）し、スタッフとの日頃からの共有および研修・訓練の実施を徹底する。

5. 防犯対策

入所中の面会に関しては、実施可否や面会者の制限について利用者と個別確認をして管理する。また、不審者の侵入を防止するために、来訪者管理や出入り口の制限、施設内の施錠管理を徹底する。これらの防犯対策を強化するために、防犯カメラ、非常呼び出しボタンの設置や警備会社との契約も検討する。

不審者侵入時の対策として、施設ごとに防犯マニュアルや防犯用具を準備しておき、日頃から職員全員に周知して定期的な防犯訓練を実施する。その際には管轄の警察署や警備会社から指導を受け、緊急事態発生時の状況を想定した訓練を実施すると良い。

6. はかりの検査について

体重の計測にあたっては、安全かつ正確に計測できる医療用の体重計を使用する。正確性を維持するために２年を超えない範囲で検査機関による定期検査の実施が法律で義務づけられている(大人用も含む)。また、ばねはかりは子どもの転落の危険性があるため使用しないほうが望ましい。

7. 防災と災害発生時の対応

1）防災対策

避難経路、避難場所の確認、子どもの保護等について決めておく。また、避難訓練を定期的に実施し、緊急時連絡体制などについてマニュアルを作成し周知できる場所に掲示する。

2）地震・水害などの自然災害対策

壁に掛けている時計や額等の落下防止、棚扉からの物品飛び出し防止、什器等の壁固定などの対策をとる。 ヘルメットや懐中電灯など居室常備品、備蓄品、非常用持ち出し品について定期的に点検し、災害に備える。

3）業務継続計画（Business Continuity Plan：BCP）の策定[1)]

産後ケア事業受託施設は、地域において母子が健康に生活していくうえで、重要な役割をもっており、有事においても妊産婦の希望に応えるケアを提供することが期待されている。自然災害、感染症の蔓延などの不測の事態が発生しても重要な業務を中断させない、または中断しても可能な限り短い期間で復旧させるための方針、体制、手順等を示した業務継続計画の策定を行う。

なお、策定にあたっては、「助産所における業務継続計画策定のためのガイドライン[2)]」と策定のためのひな形を活用するとよい。また、BCP は策定しただけでは、災害発生時に BCP を実行に移すことはできない。全ての職員がBCPと発動された場合の手順を理解できるよう、教育訓練を実施しておくことが必要である。

【ホームページ参照】
1）https://www.midwife.or.jp/bcp.html
2）令和３年度厚生労働行政推進調査事業費補助金（厚生労働科学特別研究事業）2022.3

8. 個人情報の取り扱い

1）関連機関との情報共有

産後ケアに必要な情報は、関連機関と共有する。情報共有は利用者にその旨を説明することを原則とする。

情報共有についての説明書および同意確認書の参考となる書式は、日本助産師会ホームページ会員専用ページからダウンロードが可能である。

要支援児童等を把握したときには、当該者の情報をその現在地の市町村に提供するように努めなければならない（「要支援児童等（特定妊婦を含む）の情報提供に係る保健･医療･福祉･教育等の連携の一層の推進について〈雇児総初1216第2号、雇児母発1216第2号〉」）。本人から同意が得られない状況でも、個人情報保護法違反にはならない。

2）個人情報保護方針

産後ケアを提供する施設（アウトリーチの場合は担当者）は、表4の内容からなる個人情報保護方針（プライバシーポリシー）を策定する。

・個人情報の収集について
・個人情報の利用目的
・個人情報の提供・開示
・個人情報の適正管理
・個人情報の確認・修正等について

Ⅶ. 料金体系

産後ケアにかかわる利用料金を決定し、利用者に通知する。

表4　個人情報保護方針（プライバシーポリシー）例

当施設は信頼される産後ケア提供に向けて、利用者の皆様に良いケアを受けていただけるよう日々努力を重ねております。「利用者の個人情報」につきましても適切に保護し管理することが非常に重要であると考えております。そのために当施設では、以下の個人情報保護方針を定め確実な履行に努めます。

1. 個人情報の収集について

当施設が利用者の個人情報を収集する場合、産後ケア提供にかかわる範囲で行います。その他の目的に個人情報を利用する場合は利用目的を、あらかじめお知らせし、ご了解を得た上で実施いたします。ウェブサイト、SNSで個人情報を必要とする場合も同様にいたします。

2. 個人情報の利用目的と範囲

・産後ケアサービスのために利用するほか、市町村産後ケア担当部署、教育・研修、行政命令の遵守、他の医療･保健、介護･福祉施設･育児支援施設との連携のために個人情報を利用することがあります。
・研究・学会発表や出版物等において十分な匿名化を図ったうえで症例報告等を行うことがあります。
・研修・養成の目的で、医療専門職の学生、他の医療機関の専門職等が、利用者情報の利用及びケアなどに同席することがあります。

当施設は、利用者の個人情報の利用につきましては以下の場合を除き、本来の利用目的の範囲を超えて使用いたしません。

◎ 利用者の了解を得た場合
◎ 個人を識別あるいは特定できない状態に加工して利用する場合

3. 産後ケア情報の提供・開示

当施設は、法令の定める場合等を除き、利用者の許可なく、その情報を第三者に提供いたしません。ご自身の産後ケア記録の閲覧や謄写をご希望の場合は、担当者まで開示をお申し出ください。ただし、開示・謄写に必要な実費をいただく場合がございますのでご了承ください。

4. 個人情報の適正管理について

当施設は、利用者の個人情報について、正確かつ最新の状態に保ち、利用者の個人情報の漏えい、紛失、破壊、改ざん又は利用者の個人情報への不正なアクセスを防止することに努めます。

5. 個人情報の確認・修正等について

当施設は、利用者の個人情報について利用者が開示を求められた場合には、遅滞なく内容を確認し、当施設の「利用者情報の提供等に関する指針」に従って対応いたします。また、内容が事実でない等の理由で訂正を求められた場合も、調査し適切に対応いたします。

6. 問い合わせの窓口

当施設の個人情報保護方針に関してのご質問や利用者の個人情報のお問い合わせは下記の窓口でお受けいたします。「個人情報保護相談窓口」：○○○○ - ○○○○

7. 法令の遵守と個人情報保護の仕組みの改善

当施設は、個人情報の保護に関する日本の法令、その他の規範を遵守するとともに、上記の各項目の見直しを適宜行い、個人情報保護の仕組みの継続的な改善を図ります。

D. 産後ケア提供体制の管理

Ⅰ. 産後ケアを提供する場と職種

産後ケアは、産後ケアにかかわる研修を修了した助産師を中心に提供する。助産師以外が対応する場合には、必要時、助産師による専門的ケアが受けられるように連携体制を構築する。

産後のメンタルヘルスへの対応が必要な場合は、心理に関する専門職がかかわることが望ましい。

1. 宿泊型

助産師が中心となり、看護師、保健師等がケアを提供する。その他、心理に関する専門職(臨床心理士等)、保育士、栄養士、研修を受けた補助者、調理スタッフ、会計事務スタッフ等が考えられるが、施設の規模や方針に応じて考慮する。

ケア提供者の配置人数は、母子の状況および利用者数によるが、1名以上の助産師を配置する。病院等で実施する場合には、産後ケアに従事する担当者は専従とする。宿泊型を提供する施設は、必要な業務内容と業務にかかる時間を精査し、対象者に十分な産後ケアが提供され、かつ勤務者に過度な労働負荷とならないように留意する。

児を助産師が預かる場合には、原則2名以上のケア提供者を配置し、児の安全確保に留意する。

2. デイサービス型

助産師を1名以上配置する。利用者数に応じて研修を受けた補助者(看護職者等)を配置する。

3. アウトリーチ型

助産師等がケアを提供する。

Ⅱ. 就業規則等の整備

労働基準法を遵守した就業規則を整備する。労働基準法80・90条により、職員が常時10名以上就業している事業所には作成および届出の義務がある。就業規則には、労働条件、労働時間、給与規定などを記載する。また、 事業所内でのマナーやルール、2022年度から義務化されたパワーハラスメント防止に関する規定も本規則内に含める必要がある。自治体からの委託事業の場合は、契約内容に応じて就業規則を整備する。

Ⅲ．　経営管理

　貸借対照表を作成し、経営状況を可視化することによって安定した経営の維持を図る。自治体から事業を受託した場合には適切な利用料金を交渉し、運営にかかわる経費の助成を受ける。

E. 運営にあたっての留意点

Ⅰ. マニュアルの整備

産後ケアを運営するにあたり、職員が安全かつ正確に業務・ケアが遂行できるよう以下のような規定やマニュアルを整備する必要がある。管理者はこれらを職員に周知し、実践できることが求められる。

1. 業務やケアを正確かつ適切に遂行するためのマニュアル

・自治体との仕様書やマニュアル

産後ケア事業を受託している事業者は、自治体との契約内容（ケア内容や条件など）の詳細を仕様書として明確にしておく。また、産後ケア事業の申請方法や予約の受付方法などを明記し、スムーズに対応できるようにする。

・業務に関するマニュアル

業務に関する標準的な手順を記載したマニュアルであり、業務がスムーズにかつ正確に遂行されるために必要である。業務の方針、手順、判断基準等を記載し、どの職員が見ても業務の流れが把握できるために必要である。

・ケアに関するマニュアル

ケアに関する標準的なマニュアルであり、ケアを提供するための根拠、判断、ケアの提供方法を具体的に記載する。

2. 業務やケアが安全に遂行するためのマニュアル

・感染対策マニュアル

標準予防策に則って、施設および事業に必要な感染対策を記述する。具体的には、手指衛生、環境整備、備品や機器の清掃などの方法を施設に応じた方法で記述する。

・安全管理アニュアル

利用者が安全に産後ケアを利用でき、職員が安全に従事できるためのマニュアルを整備する。具体的には、安全管理のための指針が示され、転倒・転落の予防など予測される事象に対する予防策や対応や、緊急時の対応および連絡・指示系統、インシデント・事故発生時の取り扱いや対応についても記述する。

・防災対策マニュアル

災害が発生したときに対応できるような準備と行動指針を記述する。代表的な災害は地震と火災であるため、特にこれらの災害が発生した時に、各職員がどのように行動すべきかを示したフローチャートを含めるとよい。

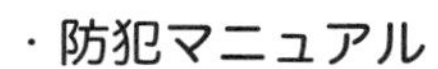

・防犯マニュアル

防犯に関する方針や、日ごろからの防犯に関する具体的な対策、各職員の役割などを記述する。緊急時の対応、事後の対応などの流れについてはフローチャートなどに記述すると理解しやすい。

Ⅱ．管理に関する評価

日本助産師会作成の安全管理に関連した評価表（日本助産師会ホームページ会員専用ページ参照）等も参考に、管理に関する評価表を作成し、定期的に評価する（表5）。

表5　産後ケア管理評価表（例）

□	スタッフが産後ケアに関する研修を受講している
□	施設、ケア提供の場に応じた運営規定、マニュアル、基準が作成されている
□	安全管理指針が明文化されている ○事故防止対策 ○感染防止対策 ○利用者の急変への対応 ○自然災害時の対応
□	入所時のケア内容に関する説明文書と同意書が作成されている
□	記録類が整備されている
□	個人情報保護方針が示されている
□	医療施設（産科・小児科・精神科）・自治体・子育て世代包括支援センター等との 連携体制が整備されている
□	産後ケアに関わる職種・関係機関との定期的なカンファレンスが計画されている
□	料金規程が明文化されている
□	就業規則が整備されている
□	賠償責任保険に加入している
□	アンケート・ご意見箱等利用者からの声を聴いている

Ⅲ．経営評価

経営にかかわる評価指標をもとに、年次評価、月次評価を実施する。

Ⅳ．スタッフの教育

以下に示す実務者研修計画を参考に、スタッフの研鑽を図ることが望まれる。

1．教育目的

産後１年までの母子とその家族を対象とした産後ケアについて、対象の状況に応じたケアを安全かつ一定の水準を満たす内容で提供するための基本的な知識と態度を修得する。

2．教育目標

・産後ケアの対象者の基準を理解することができる。
・産後ケアにおける業務管理の実際を理解することができる。
・産後ケアで提供するケアに必要な知識、態度を修得することができる。

3．研修計画

教育目標を達成させるための研修計画を以下に示す。研修計画は、次のような考え方で活用することが望ましい。

・産後ケア実施者は、実務者（助産師等）に、20 コマ 30 時間の研修を受講することを奨励する（表 6)。また、これから産後ケアに従事する予定の者は、この研修計画に加え、2 日間（1 日 7.5 時間）計 15 時間の産後ケア施設で実習を行うことが望ましい。
・各項目の講義・演習をおよそ３年のうちに受講してから、実務につくことが理想的である。
・１年目研修（必須研修）としては、表内学習項目①②③⑥⑨の研修を受講する。
・産後ケア実務者で、指導的役割を果たす者あるいは、果たすことが期待される者については、この研修のほかにメンタルヘルスを中心とした研修会に参加することを奨励する。

産後ケア対象者のうち、産後うつ、その他の精神疾患に罹患あるいはそのリスクが高い者に対しては、メンタルヘルス支援に係る知識を十分にもち、適切に対応できる者が、精神科医師、臨床心理士等と協働のうえ、関わることが望ましい。

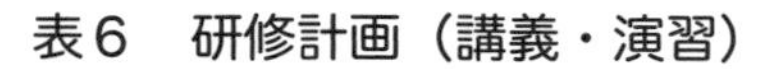
表６　研修計画（講義・演習）

学習項目	内容	授業コマ（1コマ90分）
① 助産師に関係するガイドライン	産後ケア業務に関連したガイドラインの内容とその根拠等を理解する。 □ 産後ケア事業のガイドラインに関する研修	1.5
② 産後の母親のフィジカルアセスメント	産後の母親のこれまでの妊娠分娩の身体的経過やフィジカルアセスメント、起こりやすいマイナートラブルなどについての知識やアセスメント・支援技術を学ぶ。 □ 褥婦の身体的経過、フィジカルアセスメントに関する研修 □ 褥婦に起こりやすいマイナートラブルに関する研修 □ 褥婦のアセスメントや支援に関する研修（母乳育児支援や授乳に関する内容は除く）	3
③ 乳児のフィジカルアセスメント	分娩施設退院後の新生児（ハイリスク児も含む）から生後１年までの乳児のフィジカルアセスメント、起こりやすい異常についての知識やアセスメント技術などを学ぶ。 □ 新生児（ハイリスク児も含む）から生後１年までの乳児のフィジカルアセスメントに関する研修 □ 新生児（ハイリスク児も含む）から生後１年までの乳児に起こりやすい異常に関する研修 □ 新生児（ハイリスク児も含む）から生後１年までの乳児のアセスメントに関する研修	3
④ 地域における保健指導の実際（演習項目：GW、個人ワーク、ロールプレイングなど）	対象者への接遇の基本、対象の状況をアセスメントするための面接方法、アウトリーチ型産後ケア実施に係る家庭訪問支援の留意点などを学ぶ。また、事例検討などを通して支援の要点を学ぶ。 産後ケアの記録の書き方や報告様式、連携のあり方について学ぶ。 □ 地域における保健指導の実際に関する演習（グループワーク等） □ 産後ケア実施に係る支援の際の留意点に関する演習（例：接遇等） □ 産後ケアの記録の書き方や報告様式に関する演習 □ 産後ケアの連携のあり方に関する演習 □ 産後ケアにおける事例検討	4.5
⑤ 乳児の成長・発達に関する診断と技術	分娩施設退院後の新生児（ハイリスク児も含む）から生後１年までの乳児の発育・発達（運動、情緒、ことば、社会性なども含む）に関する知識を学ぶ。また、発育・発達を促進する技術（あそびも含む）を習得する。 □ 分娩施設退院後の新生児（ハイリスク児も含む）から生後１年までの乳児の発育・発達（運動、情緒、ことば、社会性なども含む）に関する知識に関する研修 □ 分娩施設退院後の新生児（ハイリスク児も含む）から生後１年までの乳児の発育・発達を促進する技術（あそびも含む）に関する研修	3

学習項目	内容	授業コマ（1コマ90分）
⑥ 母乳育児支援	母乳育児を支援するための根拠に基づいた知識を確認する。特に退院後の支援（トラブルを含む）に必要な知識・技術を習得する。 □ 母乳育児を支援するための根拠に基づいた知識に関する研修 □ 退院後の母乳育児支援（トラブルを含む）に必要な知識・技術に関する研修	3
⑦ 母子保健事業・施策	子育て世代包括支援センターの活動やそれに係る事業等を含む、産後ケアや育児支援に関連する母子保健行政や施策の知識を学ぶ。 行政の動きを踏まえ、産後ケアを実施するうえで必要な経営管理に関する知識を学ぶ。 □ 子育て世代包括支援センターの活動やそれに係る事業等に関する研修 □ 産後ケアや育児支援に関連する母子保健行政や施策の知識に関する研修 □ 行政の動きを踏まえ、産後ケアを実施するうえで必要な経営管理に関する知識に関する研修	1.5
⑧ 子育てに関する支援	子育てに関する支援の実際を学ぶ ・ペアレンティング（親業） ・集団型デイサービス ・多胎　　など □ 子育て支援に関する研修（例：ペアレンティング〈親業〉、集団型デイサービス、多胎等）	4.5
⑨ 女性のメンタルヘルスとその対応	産後のメンタルヘルスに係る基本的知識を学ぶ。また、産後１年という期間を踏まえ、産後うつの予防、早期発見のための対応について学ぶ。 □ 産後のメンタルヘルスに係る基本的知識に関する研修 □ 産後１年という期間を踏まえ、産後うつの予防、早期発見のための対応に関する研修	4.5
⑩ 児童虐待防止に関わる支援	児童虐待防止の支援のあり方について学ぶ。 □ 児童虐待防止の支援のあり方に関する研修	1.5
必要時間数　合計 30 時間		

※「CTG 胎児心拍数モニタリング」研修は対象にならない。
※これらの研修会は、日本助産師会および都道府県助産師会で開催されている。それぞれのホームページを参照する。

F. 記録の整備

産後ケアの記録は、助産師の判断と実践したケア内容を記述し、その内容を共有することによりケアの継続性と一貫性を保つことができる。また、産後ケアの関連部署の関係者と共有することや、利用者からの開示を求められる機会があることを念頭におき、倫理的な配慮をする必要がある。助産師が、利用者の状況、課題、ケア内容とその結果等を正確に客観的に記述することで、ケアの継続性や評価をすることができ、ケアの質の向上につながる。特に、母子の状態が変化した緊急時は、その状況や対応を、正確に記載することが求められる。また、ケアや対応の責任の所在を明確にする必要がある。

産後ケアにおける記録の作成については法令上の義務付けはないが、助産録や診療録が5年間保存の義務があることを目安に保存期間と保存方法を各施設で決定するとよい。

Ⅰ. 産後ケアにかかわる記録とその内容

1. 基本的な情報

利用する母子の氏名や生年月日、住所や連絡先などの基本的な情報を記録する。情報は母子手帳や自治体からの情報提供書を参考にする。基本的な情報に必要な項目は、表7に示す。

2. ケアを提供するために必要な情報

問診を行いながら、ケアに必要な母子とその家族の情報を収集する。産後ケアを提供するために必要な情報の一覧は表7に示す。問診をするときは、母親の表情や動作などを確認し、言葉を選びながら、注意深く行い記録する（記録をすることに集中するのではなく、信頼関係の第1歩であることを意識し問診を行うよう注意する）。

3. アセスメント記録

1. 2. をもとに、母子の状況についてアセスメントを行う。アセスメントの指標として、参考までに表8、表9（アセスメントリスト一覧）を示す。本指標は、「母親自身がセルフケア能力を育み、母子とその家族が、健やかに育児ができる」という産後ケア（事業）の目的を達成するためのアセスメントの指標である。

問診時のアセスメントから使用し、毎日の母子の状況をアセスメントするときに用いるとよい。そうすることで、母子の全体像と日々の変化を把握することができ、ケアプランへとつなげることができる。

表７　産後ケア提供時に必要な情報の一覧

基本情報	母の情報：氏名、生年月日、年齢、住所、電話番号、入籍有無、就労状況、職業
	父の情報：氏名、生年月日、年齢、住所、電話番号
	子の情報：氏名、生年月日、性別、出生時体重
家族情報	父：職業、就労状況
	子のきょうだいの有無、性別、年齢、健康状態
	子の祖父母、年齢、健康状態、居住地
母の情報	既往歴（精神疾患を含む）
	分娩歴
	今回の妊娠（不妊治療歴）・分娩・産褥期の経過・分娩体験
	子の父との関係性・育児休暇取得状況
	子ども・育児に対する気持ち
子の情報	出生後の健康状態、発達・成長の経過
支援の状況	父、祖父母からの支援状況
	社会資源の利用の有無と内容
授乳の状態	乳房・乳頭の状態
	現在の授乳方法と希望する授乳方法
	授乳方法の詳細

4. ケアプラン・ケア記録

アセスメントを元に、母親の意向を確認しながら、利用期間における目標と支援計画を立案する。ケアの実施内容と母子の反応などを記録し、ケア内容の評価を行い、次のケアにつなげる。

5. 自治体への産後ケア事業報告書

自治体から受託している産後ケア事業の場合は、各自治体へ利用時の状況を報告する。報告書の書式は、自治体と協議の上決定する。報告書には、切れ目のない支援の一翼を担う事業であることに留意し、その後の３～４か月健診や９～10か月健診へ活用できるような情報を含む内容とするのが望ましい。参考に報告書案を表10（p37）に示す。

6. その他の連携機関への情報提供書

ケア提供後、さらに継続的な支援が必要な場合には、連携機関に情報を提供する。その際、原則として利用者の同意を得たうえで、利用中のケアプラン、経過、今後必要と考えられる支援の内容を記載する。

表８　母親の健康のアセスメントリスト

■ 身体の回復と生理的な変化

・生殖器の復古

定義：産褥期の退行性変化のアセスメント

	良	要経過観察	要支援
子宮	産褥日数に応じた子宮復古の状態	生理的範囲を逸脱しているが、子宮復古を促すケアで良好な状態になることが予測される状態	明らかに生理的範囲を逸脱している状況で、医療が必要な状態
腟・外陰部	妊娠・出産に伴う変化があるが、日常生活に支障がない状態	妊娠・出産に伴う変化により、痛みをともなうが、ケアや薬剤により回復が予測される状態	妊娠・出産に伴う変化により痛みをともない、回復の予測が立たない状況で、医療が必要な状態

・乳房の状態

定義：産褥日数に応じた乳房の状態のアセスメント

	良	要経過観察	要支援
乳房	産褥日数に応じた変化である状態	進行性変化の遅れや乳房の強い緊満がみられ、経過観察が必要な状態	生理的な範囲を逸脱した状態であり、適切な授乳のために授乳指導や乳房ケアが必要な状態。あるいは、医療が必要な状態
乳頭・乳輪	乳頭・乳輪の皮膚に損傷はない状態	乳頭・乳輪の皮膚に損傷がある、あるいは損傷を来しやすい状態にあるが、母親のセルフケアにより直接授乳が継続できる状態	乳頭・乳輪の損傷があり、授乳指導や乳房ケアが必要な状態。あるいは、医療が必要な状態
乳汁分泌・性状	乳頭・乳輪の皮膚に損傷はない状態	産褥日数に応じた変化ではなく、分泌過多・過少の傾向があるため経過観察が必要な状態	母親の意向に沿った授乳方法で児が順調に発育するために支援が必要な状態。あるいは正常な状態から逸脱し、医療が必要な状態

・身体の回復

定義：産褥日数に応じた身体的変化および育児期におこりやすい身体的症状のアセスメント

	良	要経過観察	要支援
身体的変化*1	出産や育児に伴う身体的な影響が、生理的な範囲で経過している状態。基礎疾患がある場合は、自己管理により安定している状態	出産や育児に伴う身体的な影響が、生理的な範囲を逸脱する可能性があるが、時間の経過やセルフケアによって、生理的な範囲を維持できる状態	出産や育児に伴う身体的な影響が、生理的な範囲を逸脱しており、ケアや医療が必要な状態
痛み*2	身体的痛みがない状態	身体的痛みを感じているが、コントロールでき日常生活に支障がない状態	身体的痛みが日常生活に支障をきたしており、積極的なケアや医療が必要な状態

＊1：分娩後の退行性変化および進行性変化以外の身体の症状、浮腫、血圧の変化、貧血症状、動悸、めまい、発汗、自律神経系の症状、脱毛など

＊2：痛みの定義：組織の実質的あるいは潜在的障害にもとづいて起こる不快な感覚・情動体験、またはそれに類似した不快な感覚・情動体験をいう[1)]。また、ここでは退行性変化と進行性変化以外の痛みとする。副乳やリンパの腫脹はこの欄に含む

【引用文献】

1）改訂版「痛みの定義：IASP」の意義とその日本語訳について，日本疼痛学会理事
http://www.jaspain.umin.ne.jp/pdf/notice_20200818.pdf,（2022年6月12日参照）

■ 育児行動

・育児行動

定義：乳児の養育に必要な感情と行動のアセスメント

	良	要経過観察	要支援
ボンディングの形成	子どもに抱く情緒的な関心*がある	子どもに抱く情緒的な関心を妨げる要因があり、経過を見守る必要がある状態	子どもに抱く情緒的な関心が薄く、児の発育・発達に影響を及ぼす可能性があり支援を必要とする状態
乳児の発育・発達を促す行動	必要な情報収集ができ、自ら児の健康と安全を守り、発育発達を促す行動がとれている状態	児の健康と安全を守る行動に不安定さがあり、見守る必要がある状態	児の健康と安全を守る行動がとれておらず、児の発育発達に影響を及ぼす可能性があり支援を必要とする状態

*：母親が子どもを愛し、世話したい、守りたいと思う情緒的絆

・授乳行動

定義：母子の状況に応じた授乳行動のアセスメント

	良	要経過観察	要支援
授乳方法の選択	母子にとって最善な授乳方法を選択できている状態	母の希望する授乳方法と母子の状態が一致していない状態が、児の発育に支障はない状態	母の希望する授乳方法では、児の発達に影響がある状態、あるいは、母子の状態にあった授乳方法を判断するために支援が必要な状態
ポジショニング	母子ともに適切かつ安楽な姿勢で授乳ができ、自立している状態	母子共に適切かつ安楽な姿勢で授乳ができているか、行動を見守る必要がある状態	助言や介助を行っても、適切かつ安楽な授乳が困難であり、支援を必要とする状態
ラッチオン	有効な吸着および哺乳ができる状態	有効な吸着ができず、トラブルを生じている・あるいは生じそうな状態であるため、授乳行動を見守る必要がある状態	有効な吸着ができず、授乳介助を必要とする状態
児の欲求の判断	児の哺乳欲求に適切に応じ、自立している状態	授乳のタイミングを見極めるための助言を理解し、行動できるか見守る必要がある状態	児の欲求に応じた授乳のタイミングを見極めることが困難で、支援を必要とする状態
哺乳量	児の成長発達に応じて適切な哺乳量が確保できる状態	補足量の調整などの助言をもとに、適切な哺乳量を判断することができる状態	成長発達に応じた哺乳量が確保できず、支援を必要とする状態

■ 心理状態

・ストレスコーピング

定義：外部刺激が負担として働くときに心身に生ずる機能変化のアセスメント

	良	要経過観察	要支援
ストレスコーピング	ストレスとストレスに対する抵抗力のバランスが取れている状態	ストレス対処に困難な時もあるが、ケアやカウンセリングを通じて対処できる状態	ストレスへの対処が困難で心身の不調をきたしており、ストレス軽減のためのケアおよび医療が必要な状態

・気分・感情の状態

定義：気分や感情の動きのアセスメント

	良	要経過観察	要支援
気分・感情	気分・感情が安定している状態	気分・感情が不安定で、育児や日常生活に支障をきたす可能性があるが、時間の経過、ケア、カウンセリング、医療により気分・感情が安定することが期待できる状態	気分・感情が不安定で、育児や日常生活に支障をきたしており、医療や社会資源等の調整が必要な状態

・出産体験

定義：産婦の分娩体験に対する記憶や思いのアセスメント

	良	要経過観察	要支援
出産体験	出産体験に満足、納得している状態	出産体験についてのケアが必要であるが、育児に支障はきたしていない状態	出産体験の影響により、育児に支障をきたしている状態

■ 人的環境

・パートナーとの関係

定義：パートナーとの関係のアセスメント

	良	要経過観察	要支援
パートナーとの関係	互いを尊重するコミュニケーションが図れ、関係が安定し、育児環境が整っている状態	パートナーとの関係に不安定さはあるが、育児に支障はきたしていない状態	良好な関係が望めず、育児に支障を来たしている状態、あるいは育児環境の悪化が予測される状態

・家族関係

定義：家族構成員の人間関係、情緒的関係のアセスメント

	良	要経過観察	要支援
家族関係	互いに機能的に自立し、家族間で情緒的な交流があり、良好な育児環境である状態	家族機能に不安定さはあるが、育児に支障はきたしていない状態	家族機能が不安定で、育児に支障をきたしている状態
成育歴	これまでの成長過程での出来事を糧に、育児ができている状態	これまでの成長過程での出来事から、精神的にアンバランスになっているが、育児に支障はきたしていない状態	これまでの成長過程での出来事から、精神的にアンバランスになっており、育児に支障をきたしている状態
上の子との関係	妊娠出産に伴う上の子の反応に対し、家族関係の再構築、対応ができる状態	上の子の言動の変化にストレスが生じているが、助言やケアにより、理解や対応の変容が期待できる状態	上の子の言動の変化にストレスが強く、育児に影響があり、虐待に繋がる可能性があり専門機関との連携が必要な状態

・サポート体制

定義：人的、社会的な支援のアセスメント

	良	要経過観察	要支援
家族間役割調整	家族間でサポート体制が整っている状態	家族間のサポート体制が整っていないが、調整に向けて行動できると予測される状態	家族間でのサポート体制が整わず、母子の健康に影響がある状態
社会資源の活用	社会資源の情報を収集し、活用できる状態	社会資源の活用の調整に向けて行動できると予測される状態	社会資源の活用が整わず、母子の健康に影響がある状態
経済的な基盤	日常生活や育児行動を行う上で経済的に安定している状態	経済的な要因で、日常生活や育児行動に支障をきたす可能性がある状態	日常生活や育児行動を行う上で経済的に不安定で、公的な支援の活用が必要な状態

■ 日常生活

・食事

定義：産後に適した食事行動のアセスメント

	良	要経過観察	要支援
回数・量・内容	必要な食事がとれている状態	必要な食事がとれていないが、アドバイスにより改善する努力をしている状態	必要な食事がとれておらず、健康を害する可能性があり、医療が必要な状態
食欲	食欲がある状態	食欲に異常をきたしているが、休息やケアにより適度な食欲に回復する見込みがある、あるいは、今後食欲に異常をきたす可能性がある状態	食欲に異常をきたし、健康を害する可能性があり、医療が必要な状態

・排泄

	良	要経過観察	要支援
排便	排便に関連するマイナートラブル（便秘、下痢、痔など）がない状態	排便に関連するマイナートラブルがあるが、ケアや薬剤の使用により、育児に支障なく日常生活を送ることができる状態	排便に関連するマイナートラブルのため育児や日常生活に支障があり、医療が必要な状態
排尿	排尿に関連するマイナートラブル（排尿時痛、尿失禁、残尿感など）がない状態	排尿に関連するマイナートラブルがあるが、ケアや薬剤の使用により、育児に支障なく日常生活を送ることができる状態	排尿に関連するマイナートラブルのため育児や日常生活に支障があり、医療が必要な状態

・睡眠・休息

定義：心身の疲労を回復させ健康を促す行動のアセスメント

	良	要経過観察	要支援
睡眠・休息	不規則かつ短い睡眠時間の中でも熟眠感がある状態	熟眠感がないが、日常生活や育児行動には支障をきたしていない状態。また、医師の指示のもとに薬剤の使用によって睡眠が調整できている（薬剤常用はない）状態	睡眠に何らかの問題があり、心身の健康に影響を及ぼしており、医療が必要な状態
疲労	出産や育児に伴う心身の疲労はあるが、日常生活や育児行動に支障がない状態	出産や育児に伴う心身の疲労があり、休息により改善できるが、今後疲労が蓄積し日常生活や育児行動に支障をきたす可能性がある状態	出産や育児に伴う心身の疲労が休息によっても回復せず、日常生活や育児行動に支障をきたし、医療が必要な状態

表９　乳児の健康のアセスメントリスト

・全身状態

定義：呼吸・循環、体温の調節（胎外生活への適応）、消化機能など身体機能と精神・運動発達のアセスメント

	良	要経過観察	要支援
活気・筋緊張	活気があり、筋緊張も正常である状態	活気・筋緊張の低下あるいは亢進傾向がみられ、経過観察が必要な状態	活気や筋緊張に明らかな異常を認め、医療が必要な状態
皮膚（血管腫を含む）	皮膚が健康である状態	皮膚トラブル等があるが、適切なケアにより改善の見込みがある状態、あるいは、経過を見守る必要がある状態	皮膚トラブルが著明で医療が必要な状態
呼吸・循環・体温	呼吸・循環・体温が正常な状態	一時的な正常域からの逸脱を認めたが、他の異常を認めず、経過観察が必要な状態	明らかに正常を逸脱し、医療が必要な状態
排泄	排泄の量・性状・回数が正常な状態	排泄の量・性状・回数に正常逸脱の可能性があり経過観察が必要な状態	明らかに正常を逸脱し、医療が必要な状態
消化器（臍ヘルニア、鼠経ヘルニアを含む）	消化器症状が生理的な範囲で経過している状態	消化器症状に明らかな異常はないが、正常の逸脱の可能性があり、ケアや経過観察が必要な状態	異常な消化器症状があり医療が必要な状態
黄疸	生後日数に沿った正常な黄染の範囲である。活気、排泄、哺乳も良好である状態	黄染が継続しており、全身状態の観察を要する状態	明らかな黄疸の増強、活気不良を認め、医療が必要な状態
臍（臍ヘルニアは消化器へ）	臍が乾燥しトラブルが無い状態	臍の湿潤や発赤、異臭がありケアを要する状態	感染兆候があり医療が必要な状態

	良	要経過観察	要支援
頭部・顔面・頚部（頭血腫、鵞口瘡、眼脂を含む）	皮膚および形態が正常で、トラブルがない状態	トラブルが生じているが、適切なケアにより改善の見込みがある状態	明らかに正常を逸脱し、医師の診察が必要な状態
四肢の運動機能	左右に非対称性が見られず、四肢の運動に問題がない状態	明らかな非対称性はないが、注意深く観察を要する状態	明らかに正常を逸脱し、医師の診察が必要な状態
その他の形態異常（多指、口唇口蓋裂、副耳、尿道下裂を含む）	形態に異常がない状態もしくは、形態の異常があっても、日常生活に支障がない状態	形態に異常を認め、現在は成長や発達に支障がないが経過観察を要する状態	明らかに正常を逸脱し、成長や発達に支障を来す状態

・**哺乳状態**

定義：乳児の栄養摂取のアセスメント

	良	要経過観察	要支援
哺乳意欲	哺乳意欲がある状態	哺乳意欲が乏しく、哺乳量に影響をきたす可能性がある状態	哺乳意欲が乏しく、必要な哺乳量を確保するために支援が必要な状態。または医師の診察が必要な状態
吸着	有効な吸着ができている状態	吸着が困難な時があるが、ケアや練習により吸着が有効になることが期待できる状態	吸着困難な状態であり継続的なケアが必要な状態
哺乳量	乳児の成長に必要な哺乳量が確保されている状態	哺乳量にムラがあり、経過観察が必要な状態	明らかに哺乳量が不足あるいは過剰な状態

・発育

定義：身体的成長のアセスメント

	良	要経過観察	要支援
身体的成長	正常な発育状態である状態	成長が緩やか、または急増傾向にあるが、哺乳量の調整により、適切な成長が予測できる状態	明らかな体重減少や増加不良があり、乳幼児発育曲線から逸脱し改善が困難な状態。医師の診察が必要な状態

定義：精神・運動機能の発達のアセスメント*

	良	要経過観察	要支援
発達	日齢、月齢に応じた運動機能、情緒的反応がある状態	日齢、月齢に応じた運動機能、情緒的反応の一部遅れを疑う兆候があり経過観察が必要な状態	正常から逸脱の可能性があり、医療が必要な状態

*：乳児の精神・運動の発達は、各施設で基準を設け、統一してアセスメントできるようにするとよい。

表 10　産後ケア事業実施報告書案

産後ケア事業実施報告書

登録番号	A-123456	利用日時	2023年 4月 1 日 10時 00分〜 同日 12 時 10分		
ふりがな 利用者氏名	にほん　はなこ 日本　花子　殿	年齢 32 歳	【児】 めい 芽依	本日生後 22 (日)・か月	
住所	○○区□□町 1-2-3				
妊娠・分娩状況	妊娠期間	39 週 5 日	分娩日	2023 年 3 月10 日	
	妊娠・分娩経過	妊娠中は特記事項なく順調。結婚後 2 年で待望の妊娠だった。常勤、事務職。マタニティクラスには夫婦で参加。お産は、破水から始まり驚いたと話すが、すぐに陣痛発来し順調に経過、所要時間 14 時間 12 分、自然分娩。出血量少量。産後入院経過順調。児に積極的。			
	生下時体重	3,010 g	多胎の有無	■無・□有(他　　)人	
既往	生殖医療歴	なし	精神科既往	なし	

観察・アセスメント					
大項目	中項目	状況	大項目	中項目	状況
身体回復と生理的変化	生殖器の復古	(良)・経過観察・要支援	育児環境	パートナー関係	(良)・経過観察・要支援
	乳房の状態	良・(経過観察)・要支援		家族関係	(良)・経過観察・要支援
	身体回復	(良)・経過観察・要支援		サポート体制	良・(経過観察)・要支援
育児行動	育児行動	良・(経過観察)・要支援	日常生活	食事	良・(経過観察)・要支援
	授乳行動	良・(経過観察)・要支援		排泄	(良)・経過観察・要支援
心理状態	ストレスコーピング	(良)・経過観察・要支援		睡眠・休息	良・(経過観察)・要支援
	気分・感情の状態	(良)・経過観察・要支援	状況の詳細・特記事項		
	出産体験	(良)・経過観察・要支援	実母が1カ月半を目途に手伝いに来ており「助かる」と。本人は母乳育児を希望しているが、児が泣く様子を見て実母が“可哀そう”とミルクを持ってくる。これにとてもイライラすると。数日前、実母が勝手にミルクをあげ不安で休めなくなったと。乳房緊満がでてから食欲低下。授乳観察では、ポジショニングが不良、効果的に飲み取れていない。児体重 3440g(40g/ 日 up) で良好。夫も育児に積極的。		
乳児の健康	栄養方法	良・(経過観察)・要支援			
	全身状態	(良)・経過観察・要支援			
	哺乳状態	良・(経過観察)・要支援			
	発育状態	(良)・経過観察・要支援			
	発達状態	(良)・経過観察・要支援			

保健指導の内容		産婦のケア		児のケア		母子のケア
	○	母親の健康管理	○	発育・発達の情報提供	○	授乳指導
	○	乳房ケア	○	排泄の情報提供		沐浴指導
	○	心理面のケア	○	環境調整	○	育児相談・指導
	○	バースレビュー		予防接種の情報提供	○	母子保健サービスの情報提供
		家族計画		受診の必要性	○	家族への支援・情報提供
		GDM情報提供				その他必要とする保健指導

主訴 母子の状況 結果等	【主訴】おっぱいが張って痛い。子どもがよく泣くので大丈夫なのか不安。訪問時は辛そうに涙ぐまれていた【ケア内容と様子】ポジショニング、ラッチオンの情報提供、よく理解されすぐに改善。授乳回数も充分、排泄良好、児体重良好、人工乳不要な旨説明。子どもの泣きの意味や対処は、実母も含めて情報提供。夜間の授乳に実母も付き添っていたため、実母は休むようにお伝えし理解された。また、無理に食事摂取をしており間食も多く、乳房緊満がさらに強くなっている様子であるため、食事内容について情報提供。子どもの泣きについては室温・衣服調整を説明、実施し改善。【反応】実母は抱き癖等の質問もされ、色々と話しを聞け良かったと。本人は隣で笑顔が見られ食べ過ぎないようにする、と話されていた。		
継続支援	(否)・要	助産師氏名	田中ひろこ

G．自治体との連携

地方自治体の役割の一つは、国の施策に基づき、住民の生活基盤を整えることである。産後ケア事業においては、母子保健法に基づき、住民が親になる基盤を整えることといえる。自治体が、この機能を充分に発揮し、住民にとって効果的な産後ケアになるためには、母子保健の専門家である助産師は、自治体と交渉を繰り返し、協力的態度で臨み連携を深める必要がある。ケアの受け手である母子、自治体の中で行政サービスとして機能する保健師[1]、事業を受託しケアを提供する助産師は、対等な関係であることを念頭におく。

Ⅰ．事業を受託する準備

自治体と交渉を繰り返す目的は、対話・討議を通してお互いを正確に理解し、安定した関係維持、信頼を確立することである。闘いや利益の奪い合いではなく、合意を目指す。助産師からは自明の内容でも、保健師や事務担当職員に伝わらないことも多い。また相手の意図を正確に把握していない場合もある。自分たちの主張を正しく伝え、相手の意図も正しく把握する作業を繰り返すことが必要である。これらは、助産師個人で臨むよりも、助産師会等の団体で意見を集約し臨むと効果が高い。理由は、自治体は安定性と継続性を望むからである。

自治体との連携においては、法律、ガイドラインに基づいた上に、母子保健等の専門的なエビデンス、臨床から得られた知見を用いて、どのように事業を展開していくかを示すことが重要である。以下に項目を示す。

1．産後ケアの内容について

母子保健法・産後ケア事業の項では、「心身の状態に応じた保健指導（17 条の 2）」が示されている。保健指導のためには、助産診断が必要であり、問診・アセスメントが要となる（p27 ～ 36 参照）。交渉の際には、専門的な問診・アセスメントをもとに対象の状況やニーズに応じたケアの提供について明示することが柱となる。例えば、不安や生活上の困りごと、身体的苦痛等に対し、専門的知識やケアを提供することで軽減し、安心して育児に臨めた事例等を提示するとよい。また、バースレビュー、ジェンダー、暴力等、母親自身が問題視しにくい内容に対してケアや情報提供により、積極的な育児を促す効果や新たな課題を発見する効果も紹介したい。

2．産後ケアの提供体制について

妊産婦が安心して子どもを産み育てられるよう支援する役割（母子保健）は市町村が担っている[2]ため、産後ケアも市町村の助産師が提供できるとよい。しかし、産後ケア事業実施に苦慮している内容[3]をみると、地域による助産師の偏在、助産師の情報がない等が示されている。

これらから、市町村の助産師だけではなく、近隣地区の助産師の連携が肝要である。例えば各都道府県助産師会内で市町村を超えた広域に連携し合い、ケアの提供体制を整えられると良い。

3. 委託先との契約・損害賠償について

事業の受託にあたっては、自治体と合意のもとに契約書を取り交わすが、その際には、事故等が起こった場合の委託側および受託側の責任範囲が明確に示されているか、受託側に不利はないかを確認する必要がある。必要に応じて弁護士等に内容確認や交渉を委託することも検討する。

同時に、助産師自身は、本会の会員である者だけが加入できる賠償責任保険の範囲を確認し提示する。保険加入は賠償だけではなく、質の保障にも大きく関わることであるため、自治体には、安全のためと質の保障のために賠償責任保険の加入者と契約することを提案すると良い。

4. 事業評価について

対象の満足度評価を始め、いつどのように調査を行うのかも予め検討課題にいれておくと良い。また、リピーターで育児不安やメンタルヘルスが気になる母親の経時的な改善を評価するためには、必要に応じてEPDSや赤ちゃんへの気持ち質問票などケアを実施することも検討する。助産師の自己評価についても助産師会等で検討しておくと良い。

5. 予算について

自治体が費用捻出に積極的になれるよう、産後ケアの重要性を伝え理解を得ていく必要がある。具体的にはp40 Ⅱ-1-①に示す内容である。また、予算の中には、体制を整えるための費用、損害賠償保険加入のための費用、さらに専門的知識を維持・発展させるための継続した研鑽に必要な費用などを勘案し提示する。

体制を整えるための費用については、常に満床になることを予測した予算立てをしたうえで、予算提示を行うことも必要である。具体的な品目を表11に示す。その際、消費税の加算に注意する。事業継続の際には、電気代等の価格変動を含めたコストの見直し等を具体的に提示することも大切である。

現在、多胎加算の有無は自治体によりさまざまである。多胎加算有の場合でも、子ども数に対する加算である。しかしながら、対象の状況にあった安全な産後ケアの提供を考慮すれば、助産師を複数名配置する必要もある。このような発展性も考慮しながら予算要求する。

Ⅱ．事業を受託していく過程

次に交渉のプロセスを示す。交渉には、予備交渉、本交渉、成約交渉がある。

1．予備交渉

下記の①～④のこれらは時間経過ではなく内容であり、複数回行うこともある。

①法律・ガイドラインを基に交渉領域の明確化を行う

産後ケア事業ガイドライン（2020.8）の「Ⅰはじめに」には、基本的考えとして「孤立を防ぐことが重要」「心身の不調又は育児不安がある者、その他、特に支援が必要と認められる者が対象」とされている。従って、既に孤立をしている者だけではなく、孤立を予防する観点で助産診断に基づいた保健指導が必要になる。さらに「1 事業目的」には「母親の身体的回復のための支援、授乳の指導および乳房ケア、母親の話を傾聴する等の心理的支援、新生児および乳児の状況に応じた具体的な育児指導、家族等の身近な支援者との関係調整、地域で育児をしていく上で必要な社会的資源の紹介等を行う」と具体的に示されている。これらに基づき、ケア内容や評価方法を提示する。さらに、産後ケア事業ガイドライン（2020.8）の「9 実施者に対する研修」の項では、「本事業の実施にあたり最も重要なことは、身体的・心理的にストレスを抱えている利用者に寄り添い、支援することである」と示され、「利用者に寄り添い、支援することについての理論と技術を習得する必要がある。（略）現任研修として定期的に学ぶ」とされている。従って、助産師が行う産後ケアでは、この点を保証しなければならない。このように産後ケア事業に求められているものを的確に把握し展開する。

②連絡等を通して信頼関係の構築を行う

③行政の状況を確認する

④施設内や助産師会で、交渉の目標や代替案を準備する

2．本交渉

①見解の相違を明らかにするために意見交換を行う

②対立する内容については「代替案の提案と検討」「制約条件の確認」を行う

3．成約交渉

文章としてまとめ、文言について検討する。合意内容の具体化、細部の調整や表現に注意する。これらは各自治体の「産後ケア事業実施要綱」に反映される。

Ⅲ．　事業を継続していくための留意点

1．責任の拡がりを意識する

自治体事業として受託し行う産後ケアは、その責任は個人に留まらず自治体全体、助産師職能にも及ぶ。自治体あるいは協働で作成した「産後ケア事業実施要綱」に基づいて行うことが強く求められる。

2．ケア内容の妥当性

提供するケアは助産診断に基づいた上で、実施要項を遵守しなければならない。ケア内容が公的資金を充当するに耐えうる内容かの検討も必要である。実施要綱に示されていない場合は、自治体にその都度確認をとる態度が、信頼の継続に必須である。また、施設内や助産師会において、ケア内容の妥当性等について検討会を開き産後ケアを深める。内容によっては自治体との交渉がさらに必要になる。

3．適切な報告

安全を脅かす事案やアクシデント発生時には、すみやかに自治体・施設責任者・助産師会に報告を行う。「産後ケア事業における重大事案等発生時の報告の流れ」（図 2）や「産後ケア事業事案等発生時報告様式」（表 11）が示されているので、自治体とともに報告の流れを確認・明示する。

産後ケア事業における重大事案等発生時の報告の流れ

➢ 国への報告の対象となる事案の範囲
・死亡事案
・治療に要する期間が30日以上の負傷や疾病を伴う重篤な事案等（意識不明（人工呼吸器を付ける、ICUに入る等）の事案を含み、意識不明の事案についてはその後の経過にかかわらず、事案が生じた時点で報告すること。）

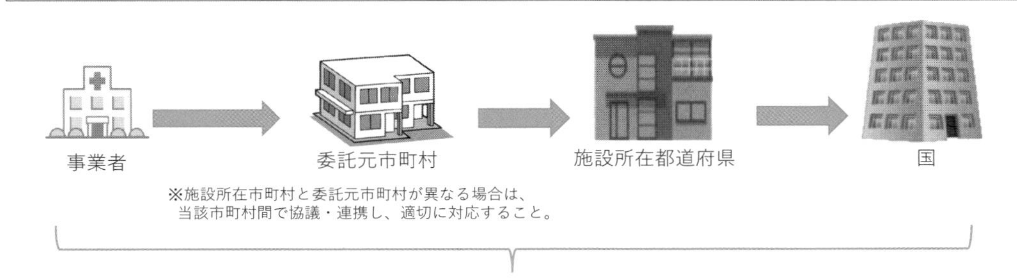

①第 1 報は原則事案等発生当日（遅くとも事案等発生日の翌日）
②第 2 報は原則 1 か月以内程度
　このほか、状況の変化や必要に応じて追加報告を行う。

産後ケア事業における重大事案等発生時の報告様式等について（厚生労働省子ども家庭局母子保健課）
令和５年1月19日

図２　産後ケアにおける重大事案等発生時の報告の流れ

表 11　産後ケア事業事案等発生時報告様式

産後ケア事業　事案等発生時報告様式

第　　報

□ 死亡事案　　□ 重症・重傷（治療を30日以上を要する）事案
□ その他（　　　　　）

報告年月日　　　年　　月　　日

・＊は実施がある場合に記入してください。
・水色のセルはプルダウンより選択してください。

施設情報				
	施設名		施設設置者 （社名・法人名・自治体名等）	
	施設所在地		代表責任者	
	産後ケア事業管理者		利用者の総定員 （産婦）	名
	実施事業形態 （該当するものすべてに✓）	□ 短期入所（ショートステイ）型　□ 通所（デイサービス）型　□ 居宅訪問（アウトリーチ）型		
	＊直近の指導監査	年　月　日	緊急対応マニュアル等の有無	
	利用者居住市町村名		他受託市町村名	

利用者情報									
	母の年齢	歳	こどもの月齢	か月　日	こどもの性別		多胎児の場合は✓	
	利用開始月日	月　日	利用予定期間	泊　日	利用形態			

事案発生時の状況等						
	事案発生日時	年　月　日	時　分	受傷、発症または死亡した者		（その他の場合）
	事案発生の経緯 ※別途任意様式での作成も可	（利用開始時からの健康状態、母子同室の有無を含む事案発生時の状況、事案発生後の処置を含め、可能な限り詳細に記入。第１報においては可能な範囲で記入し、第２報以降で追加等すること）				
	事案発生時の職員体制	産後ケア事業従事職員数　　名　うち助産師・看護師・保健師　　名				
	事案発生時該当者以外の利用者の人数	産婦　　名、　児　　名、　その他　（　　　　）　名				
	施設で講じた再発防止策 ※別途任意様式での作成も可					
	病状・死因等（既往歴）	【診断名】		（負傷の場合）受傷部位		
		【病状】（症状の程度）				
		【既往症】		事案の転帰		
	特記事項					

市町村の対応等※					
	事案把握日時	年　月　日	時	緊急対応マニュアル等の有無	
	当該施設の事業継続状況			（休止の場合）期間	
	講じた再発防止策				

都道府県の対応等		
	都道府県としての対応	

※市町村の対応経過については、別添として任意様式で作成し、本報告と併せて提出をお願いします。

・　報告は事業者から利用者居住市町村→施設所在都道府県を経由して国に報告してください。施設所在市町村と委託元市町村が異なる場合は、当該市町村間で協議・連携しながら対応してください。
・　第１報は赤枠内について報告してください。第１報は原則事案発生当日（遅くとも事案発生翌日）、第２報は原則１か月以内程度に行うとともに、状況の変化や必要に応じて追加報告してください。
・　発生時の状況等については、施設で記載できない部分については、市町村が適宜記載を補ってください。
・　記載欄は適宜広げて記載してください。
・　直近の指導監査の状況報告を添付してください。
・　発生時の状況図（写真等を含む。）を添付してください。なお、ベビーベッド等の器具により事案が発生した場合には、当該器具のメーカー名、製品名、型式、構造等についても記載してください。
・　報告内容については、国の研究事業等で分析を行い、個人が特定されない形で公表される可能性があります。

市町村担当者
所属・役職
連絡先
（電話）
（E-mail）

産後ケア事業における重大事案等発生時の報告様式等について（厚生労働省子ども家庭局母子保健課）令和5年１月19日

4. ケア実施の評価

公的資金を分配するに値する事業と評価される必要がある。評価項目については、利用者および実施担当者双方の項目が、厚労省「産前・産後サポート事業ガイドライン（2020.8）」「産後ケア事業ガイドライン（2020.8）」に「11 事業の評価」が示されているので参照にされたい。これらを参考に、自治体と検討しながら進めると良い。また、満足度等の数的調査の他、ケース研究が必要である。

5. 適切な報告

安全で満足度の高い産後ケアの実施という同じ目標に向かって、自治体との定期的な話し合いと、それらを担保する研修計画を提案すると良い。

Ⅳ. 予算獲得に向けての準備

新しく産後ケア事業の受託をする場合は、初期費用と毎月の運営に必要な費用とを分けて計上し、交渉にあたる必要がある。予算を検討する際は、できるだけ具体的に計上したほうが、交渉の場で説明がしやすい。以下、アウトリーチに必要な初期費用と毎月の運営の費用を考える際に必要な視点を提案する。

1. 初期費用

産後ケア事業を受託する際に、最低限必要な設備や機器にかかる費用を計上する。例えば、パソコン、電動自転車、体重計、体温計、エプロン、電卓、文房具等、最初に購入して準備しておくことが必要なものを計上する。

2. 毎月の運営に必要な費用

毎月の運営に必要な費用は、年間の計画を立てて計上する。光熱費や通信費など全体の事業と合わせて計上する必要がある場合は、その事業者の全体の仕事量の何割を産後ケア事業に費やしているのかを考え、按分して、予算に計上し、交渉するとよい。

最低限必要と考えられる項目を表12に示した。

表 12　毎月の運営に必要な費用の考え方

人件費	助産師が常勤者になる場合は月給計算、非常勤者は時給あるいは日給で換算し、人数分を計上する。訪問に携わる時間のみでなく、事務手続きに必要な時間も換算する。また、事務手続きに事務員を雇用する必要がある場合は、その分の時給あるいは日給を換算して計上する
通勤交通費	公共の交通機関を用いて通勤にかかる費用
訪問交通費	訪問に必要な交通費、ガソリン代、コインパーキング代
通信費	携帯電話、インターネット、Wi-Fi などの費用
消耗品費	衛生材料、文房具などの費用
保険料	損害賠償保険加入の料金
広報活動費	ホームページの作成や運営費、チラシやポスター等の作成費用
支払手数料	銀行等の振込にかかる手数料も支払い先が多い場合は概算を計上する
予備費	上記の予算を上回る支出や急な支出のために計上する

毎月の運営に必要な費用は、社会情勢などによって変化するため、定期的に見直して、タイムリーに交渉していくことが必要である。また、初期費用で購入したもので、経年劣化や耐用年数が過ぎて買い替えが必要なものなどの購入も見据えて交渉にあたる必要がある。

【引用文献】

1）山口佳子 (1999)：行政サービスとして機能する看護職が果たそうとしている役割；日本地域看護学会誌 Vol1,No1.p56-62
2）総務省行政評価局 (2022)：子育て支援に関する行政評価・監視ー産前・産後の支援を中心としてー結果報告書：前書き
3）1）同：p17-18

Part 2

計画立案と標準的なケアの実際

本章では、助産師が中心となって行う産後ケアのケア計画の立案と標準的なケアを示す。ケアの提供にあたっては、母子の状況や施設の規模、地域の特性を考慮した上で、他職種との連携も含め、よりよいケアを選択することが必要である。

A. 母子の状況のアセスメントとケア計画

Ⅰ. 母親の健康状態と育児環境のアセスメント

観察の視点・項目	留意点
1. 既往歴・治療中の疾患・妊娠中の状況の確認	既往歴や治療中の疾患の有無やその内容を確認することは、母親の健康状態を理解するうえで必要である。 また、今回の妊娠における不妊治療実施の有無や、妊娠経過とその過ごし方、および産後の経過についても確認する。特に妊娠経過中、安静を保つ生活を継続していた場合や分娩時大量出血があった事例などは、育児支援とともに身体的リハビリテーションが必要な場合がある。
2. 身体状況のアセスメント	母親の身体的な問題は、育児行動、子どもとの関係に影響を及ぼすことがある。痛みや不快を軽減するためのケアを行い、育児に取り組めるよう配慮する。
1）子宮復古等の退行性変化、会陰創部、帝王切開の手術創の状況	1）会陰創部、手術創部の痛みは育児行動に影響を与える。痛みがコントロールできていて、回復過程にあるのか確認する。産褥経過が順調でも、休養がとれていない場合は悪露が長引くことがある。また、産後出血が起こることもある。
2）進行性変化の状況	2）B－Ⅲ－4「母乳分泌の評価」（p61 ～ 62）を参照。
3）マイナートラブル（痔核、尿失禁、腰痛、便秘など）	3）マイナートラブルについては、状況に応じて軽減方法を提案する。痔核や便秘は退行性変化に影響を与えるので症状軽減の方法を話し合う。産後に発症した重度の腰痛については、授乳期骨粗しょう症との鑑別が必要である。
4）睡眠、疲労の状況	4）母親の言葉のみならず顔色、表情および行動などから総合的に判断する。
5）分娩時・分娩後の大量出血の有無	5）分娩時や分娩後に大量出血があった母親で、易疲労性、急激な体重減少とともに、母乳分泌不足が起こっている場合は、シーハン症候群を疑う。
6）その他合併症の有無	6）貧血、妊娠糖尿病（GDM）、妊娠高血圧症候群（HDP）などの合併の有無とその医学的な管理の経過について確認する。その他の合併症に関してはコントロールの状況、服薬の状況を把握する。B－Ⅰ－3「合併症や薬物療法を受けている母親へのケア」（p54）を参照。

観察の視点・項目	留意点
7）伝染性疾患に罹患していないか	7）発熱や発疹、感冒症状等がある場合は、医療機関への受診を勧め、その結果で産後ケア利用の可否を決定する。
8）母親の風しん抗体価の確認	8）母親の風しん抗体価が16倍以下の場合は、産後にMRワクチンの接種を勧める（『産婦人科診療ガイドライン産科編2023』）。授乳中でもMRワクチンは接種可能である。産後早めの接種を勧めるようにする。
9）月経再開の有無	9）授乳の有無にかかわらず、産褥12週以内に月経が再来することがある。また、早期に排卵周期が戻り、月経再来をみないまま次の妊娠をする場合もある。母親に体調不良などがみられる場合には、月経再開の有無や妊娠の可能性などを確認することも必要である。
3．心理状況のアセスメント	育児を中心とした生活が可能であるかという視点で確認する。
1）母親の性格特性	1）以下のような特徴がみられる場合は、育児困難を起こしやすい。また、地域で孤立しやすく、適切に子どもの養育が遂行できないことがある。 ・攻撃的・衝動的な性格 ・子どもへの共感性が低い ・自分中心の行動をとりやすい ・精神障害・知的障害が疑われる行動 ・極端に自尊感情が低い （厚生労働省「子ども虐待対応の手引」平成25年より） このような場合、地区の保健師とその状況を共有することが望ましい。
2）現在の気分、生活や育児に対する思い、子どもに対する思い、子どもとの接し方	2）母親の抑うつ傾向だけではなく、子どもへの共感性もあわせてアセスメントする。その状況が抑うつか、身体的疾患によるものか確認する必要がある。
3）妊娠や出産の受容の状況	3）妊娠や出産の受容ができていない場合には、産後うつやボンディング障害などのリスクがある。
4）精神疾患の既往の有無	4）現在は問題がなくても、本人・家族からカウンセリングを含む通院歴を確認する。

観察の視点・項目	留意点
5）必要時「エジンバラ産後うつ病質問票（EPDS）」「赤ちゃんへの気持ち質問票」「育児支援チェックリスト」の実施	5）抑うつ気分が強い、疲労感が強い、興味、喜びなどが消失している場合、ならびに乳児虐待や育児機能低下が危惧される場合には、これらの尺度を参考にするが、あくまでも必要時に実施することを考慮する。実施にあたっては、上記１）～４）の状況を踏まえて行う。スクリーニングの使用にあたっては、日本産婦人科医会発行の『妊産婦メンタルヘルスケアマニュアル』（2021年）が参考になる。EPDSが９点以上、「10. 自分自身を傷つけるという考えが浮かんできた」の選択肢が１点以上の場合には、委託元の自治体と情報共有し、受診を勧める。なお、強度の疲労感がみられる場合は、甲状腺疾患ならびにシーハン症候群を念頭におき、観察する。また、産後に強い貧血がみられる場合は、疲労感や倦怠感が強くなることを考慮する。
4. 育児サポート状況のアセスメント	母親が家事・育児の支援をどれくらい受けているか、周囲との関係が良好か、精神的な支えがあるのかなどを把握することが重要である。
1）家族構成や身近な支援者の有無とその人たちの就労や健康状態の確認	1）具体的に誰がどのようなサポートを提供できるのかを確認する必要がある。家族の就労状況によっては、母親が十分な支援を受けられないこともある。また、家族の健康状態によっては、産後の母親が介護を担わなくてはならないなどの状況もあるため、詳細に確認する。
2）パートナーとの関係の確認	2）パートナーとの関係が良好と母親が認識している場合は育児に対して肯定的に捉える傾向が示されている。一方、対等な関係性がとれていないことが危惧される場合には、DVスクリーニングを実施することを考慮する。また、リモートワークが推進され、在宅で仕事を行っているパートナーも増加しているとともに育児休業を取得することも推進されている。このような状況の中、２人でどのように家事・育児を行っているのかを確認することも必要である。

観察の視点・項目	留意点
3）母親と家族が誕生した子どもとそのきょうだいの育児をどのように考えているか	3）経産婦であっても、それぞれの子どもの出産・育児を経験するのは初めてであり、さまざまな考えや悩みをもつこともある。母親や家族の思いや考えを把握する。
4）家族の健康に関する意識や習慣の確認	4）子どもや母親の健康のために、家族の協力が十分に得られる状況かアセスメントする。特に喫煙については母親だけでなく、家族全員の禁煙が勧められるが、家族がどのように思っているかを確認する。
5）妊娠中から現在までの社会資源の活用状況や社会資源に関する知識・考え	5）母親がより良い資源を自身で選択するには、母親の社会資源活用に対する、知識や考え方を知ることが大切である。また、社会資源の活用に際しては家族のジェンダーバイアスによって、その利用が制限されている場合もある。なにを利用したかだけではなく、利用しなかった資源についても必要に応じて、その理由などを確認する。

Ⅱ．子どもの健康状態のアセスメント

<table>
<tr><th>観察の視点・項目</th><th>留意点</th></tr>
<tr><td>1．出生状況</td><td>妊娠中や分娩時および出生時、出生後の異常がなかったか確認する。</td></tr>
<tr><td>2．体重増加量

表13　期待される子どもの体重増加
生後0～3か月　25g～30g/日
生後3～6か月　15g～20g/日
生後6～12か月　10g～15g/日
乳幼児身体発育評価マニュアル（2012）横山・加藤ほか

表14　母乳育児で育つ子どもの体重
生理的体重減少は7%以内
生後10日目には出生体重に戻る
5日目以降生後3か月まで 20～35g/日
ILCA2014より一部抜粋</td><td>生後1か月までは、生理的体重減少による最低値からの増加量を確認する。また、1日体重増加量や成長曲線に沿った成長がみられているかを確認する。『乳幼児身体発育評価マニュアル』によれば、生後0～3か月は25～30g/日、生後3～6か月は15～20g/日、6～12か月は10～15g/日が期待される体重増加量である（表13）。体重増加の目安は、母乳栄養の子どもに人工乳を補足する目安ではなく、適切な授乳方法を支援するための指標である。
生後3か月までの児で1日体重増加量が20g程度の場合は継続支援が必要である。
健康な母乳栄養児の体重の推移は、ILCA（表14）、WHO曲線（巻末資料1）、日本母乳哺育学会の体重曲線（巻末資料2.3）を参照する。母乳だけで育っている子どもが、他の栄養の子どもとの成長曲線と比較して小さいということはない。体重増加量が少ないときには、ゆっくり体重が増えている元気な子どもなのか、体重増加不良の子どもなのかを鑑別する（表15）。</td></tr>
</table>

表15　体重がゆっくり増える赤ちゃんと体重増加不良の赤ちゃんの違い

体重がゆっくり増える赤ちゃん	体重増加不良の赤ちゃん
覚醒していて健康そう（活気がある）	反応が乏しいか泣いている
筋緊張が良い	筋緊張が乏しい
ツルゴール良好	ツルゴール不良
少なくとも1日に6回の排尿	排尿が1日に6回以下
薄くてサラサラした尿	濃い色の尿
便は頻繁で細かい粒がある（もしも回数が少なくても、大量で柔らかい）	便は少なくて硬い
1回に15～20分以上の授乳が1日に8回かそれ以上	授乳時間が短く8回以下
射乳反射が良好に出現している	射乳反射が認められない
ゆっくりだが確実に体重が増えている	体重増加が不安定で時に減る

Lawrence&Lawrence (2016)

観察の視点・項目	留意点
3. 全身状態 1）皮膚色と皮膚の状態 2）四肢の動きや姿勢 3）黄疸 4）臍の状況	全身状態の観察は必ず行う。黄疸が長引いている、なんとなく元気がない、などは背景に重篤な疾患が隠れていることがあるため、注意して観察する。
4. 授乳状況	授乳の観察と留意点はB-Ⅲ.「適切な授乳のケア」（p56～66）を参照。
5. 排泄回数と色	便の色は、胆道閉鎖症の早期発見のため、母子健康手帳の便色カードで母親とともに確認する。哺乳量が十分であれば、排尿回数は薄い色の尿で1日に紙おむつを6枚以上交換する状況である。
6. 母親の育てにくさを助長する状況	母親が育てにくいと感じるのは、抱きにくい、ずっと泣き続ける、逆にずっと眠り続けるなどの反応である。
7. 母親や家族が気になっている事柄	母親が子どもの小さな変化に気づきそれを訴えるときは、必ず耳を傾ける。母親は子どものことをよく知っているが、医学的な知識がない場合、うまく状況が説明できないこともあるが、母親の気づきは疾患の早期発見につながることも多い。

Ⅲ. 母子のアセスメントをもとにしたケア計画

この項は、ケア計画に際しての留意点を示す。

基本的な考え方	留意点
1. 計画は、母親と共有し立案する	計画は、母親と目標や内容を共有することが必要である。目標達成には、母親自身の参画と家族の協力が必要であることを相互で確認する。
2. 計画は、母親の希望だけでなく、子どものニーズも十分に考慮する	計画は、母親の希望のみを反映しがちであるが、子どもの権利やニーズにも十分に配慮する。場合によっては、母親の思いに折り合いをつけた計画となることもある。
3. 計画には、母子の状況を十分に反映する	母子にとって無理のない目標とする。母子の状況によっては、段階的に目標を設定する。

基本的な考え方	留意点
4. 母子の自立をめざした計画とする	一時的な対処に終始したケア計画ではなく、母親の自立につながるよう配慮する。
5. 必要に応じて、他職種との連携を計画に含める	母子の状況によっては、産科・小児科・精神科医師、保健師および福祉関連職種などの連携を考慮する。
6. 実施されたケアは母親とともにその評価を行う	評価も母親とともに行う。また、ケアの修正も母親の意見を確認する。

B. 標準的なケアの実際

Ⅰ. 母親の身体的回復を促進するケア

1. 母親の身体回復のための休息・休養

ケア内容	留意点
1. 原則として、子どもと一緒に休息できる環境を整える。休養の必要性を説明し、自宅でも授乳と授乳の間は、休息をとることを勧める	授乳と授乳の間に母親が子どもと一緒に休息することを支援する。母親の睡眠は子どもの睡眠と同調し、短期間でも良質であることが知られている。 母親が、子どもを預かってほしいと希望した場合は、その理由を確認する。育児不安が強く、子どもと24時間同室では不安であるとの訴えのある場合は、母親の話を傾聴し、メンタルヘルス専門職につなぐことも検討する。 母親に産後の合併症や、異常出血、貧血などがある場合には、疲労を含む身体的状況について十分アセスメントする。
2. 母親の疲労が強い場合は、授乳と授乳の間は一時的に子どもを預かり、短時間でも深い睡眠がとれるようにする	子どもを預かる必要がある場合には、預かるタイミングに注意する。身体的不調（乳腺炎など）や支援者の不足によってレスパイトを希望する場合は、原則、授乳と授乳の間の預かりとし、授乳間隔があくことによる乳房トラブルなどが生じないようにする。
3. 母親が休養をとれるように、必要時家族調整を行う	経産婦については、上の子の世話を優先しがちだが、産後の心身の回復を促進するには、休養が重要であることを母親のみならず、パートナー、家族間で確認する。

2. 母親の産後の経過に合わせた食事の提供と産褥期の栄養摂取のケア

ケア内容	留意点
1. 日本人の栄養摂取基準（2015年）の授乳期の栄養摂取基準の考え方をもとにバランスのとれた食事を提供する	授乳期は、母親の健康維持・増進のために、通常時よりエネルギーや栄養素全般を付加する必要がある。そのモデルとなるような食事の提供を心掛ける。
2. 貧血がある場合は、タンパク質と鉄分、ビタミンを十分に摂取できる献立とする	鉄分の効率的な摂取には、動物性タンパク質やビタミンが十分含まれた食事が必要である。卵や乳製品もタンパク質の摂取のために必要である。
3. 食事について特別な配慮が必要な場合は、その状況に応じる	アレルギー、宗教などについては配慮を要する。多くの食材の除去が必要な場合は、主治医や栄養士への相談が必要である。
4. 母親が産後の回復のため、適切な食事ができるように支援する	妊娠期の食事の状況や、食事に関する考え方を聞く。妊婦のやせや授乳期の無理なダイエット、若い世代の食生活の乱れが問題になっている。欠食しない、主食･主菜･副菜を組み合わせた食事を心がけるなど、基本的な考え方に基づいた食事の摂取が重要である。 1日3食の摂取を勧める。バランスのよい食事ができるように、手軽で負担のない方法を母親とともに考える。
5. 産後の母親に特定の勧められる食品や避けるべき食品の提案はしない	産後の経過と食事に関する情報は、習慣として伝えられているものが多く、科学的に根拠がないものも見受けられる。糖質・脂質・タンパク質の摂取と乳房トラブル発生の因果関係については、現在のところ示されていない。子どものアレルギー予防のために、母親の食事を制限することも同様である。助産師が、自己の考えで特定の食品を勧めたり、制限したりすることがないようにする。

3. 合併症や薬物療法を受けている母親へのケア

ケア内容	留意点
1. 合併症がコントロールされているか確認する	産後の合併症のコントロール状況を把握する。妊娠・分娩によって軽快あるいは悪化することもある。
2. 育児や授乳を理由に、必要な医療を母親が受けられない、受けない状況がないか確認する	子どもがいるために定期受診ができない状況ではないか、母乳育児を理由に服薬を自己判断で中断していないか確認する。
3. 薬物療法を受けながら授乳を継続している母親の不安に寄り添う	母親が自己の服薬による子どもへの影響を心配することは当然である。適切な情報を提供し、母親が自己中断することがないよう支援する。
4. 薬物療法を受けながら授乳を継続するときの注意点を母親とともに確認する	多くの薬剤は授乳中も服薬が可能である（国立成育医療研究センター「妊娠と薬情報センター、授乳中の薬一覧表」https://www.ncchd.go.jp/kusuri/news_med/druglist.html などを参照）。子どもへの薬剤の影響を軽減する方法として、単剤での利用、短期間の利用、子どもの睡眠サイクルに合わせた内服、経口摂取以外の服用などがある（AAP 2001.2003）。母親が強く不安を感じている場合には、小児科医や授乳中の服薬について問い合わせができる医療機関での相談を勧める。

Ⅱ．母親の心理的ケア

1．母親の育児に対する自信を高めるケア

ケア内容	留意点
1．どのような育児をしたいか、母親の考えをよく聞く。母親が考えていることや感じていることを表出しやすい態度で接する	産後の役割獲得過程において、ゆっくり話を聞いてもらい、自分の考えを整理することは大切である。自己決定を促すためには、指示的ではなく、共感的な態度で接することが望ましい。子どもを世話したことのない女性が母親として適切な育児を行えるようになるには、試行錯誤することが必要であることを母親と確認する。
2．母親が自分と子どもに適した育児の方法を見いだすことができるように支援する。必要に応じて、よりよい方法を提案する	まず母親の実践を確認し、尊重する。また、明らかに児の健康上不適切な方法については、安全な方法を提案する。よりよい方法を提案する場合は母親の考えや思いを確認し、その方法を提案する理由も説明する。
3．育児の助けを求めることも、母親に必要な力であることを伝える	ひとりで育児を抱える必要がないこと、サポートを得ることは母子双方に非常に重要であることを伝える。

2．妊娠や出産の振り返り

ケア内容	留意点
1．母親の妊娠や出産についての語りに耳を傾ける	女性にとって妊娠や出産の体験は、貴重な体験であり、その思いは主観的である。バースレビューは出産後早期に行うことが望ましいと考えられてきたが、女性が自らの体験を誰かに語りたいと思う時期は、母親のおかれた状況により異なる。母親が話したいときには、語りやすい環境を整え、いつでも耳を傾けるようにする。話した内容によって、現在の生活や人間関係に支障が生じないことを保障する。また、その体験を評価するような発言はしない。
2．必要であれば、体験が整理できるよう手助けする	バースレビューは、すべての女性が妊娠・出産体験を肯定的に捉えることを目的としたものではない。ただし、体験と事実があまりに違う時や、医療の知識があれば正確に理解できることについては、正しい知識を提供し、母親自身が自分の体験を整理できるよう支援する。

Ⅲ．適切な授乳のケア

1．母親の身体的回復に配慮した適切な授乳

ケア内容	留意点
1．授乳に集中できるように、身の周りのことをサポートする	身体回復と授乳スキルの獲得を同時に達成するために、母親が授乳や子どもの世話に集中できるよう、また休息が阻害されることがないようにする。授乳と授乳の間に、母親がうまく休息をとることができれば、良質な睡眠が確保されるといわれている。
2．母子が同室で過ごすことのメリットを説明する	母親が子どもに合わせて、適切な授乳ができるようになるためには、母子がいつも一緒に過ごすことが必要である。また、母乳は子どもの哺乳量に応じて分泌される。このため、子どもの欲求にいつも応えることができれば、十分な母乳分泌を確保することができる。 母子の状況や母親の心身の状況によっては、子どもを預かり母親の休息を促すことが必要な場合がある。
3．乳汁分泌促進のために身体回復を促す	B-I-1「母親の身体回復のための休息・休養」(p52) を参照。

2．授乳に適した抱き方・含ませ方

ケア内容	留意点
1．適切な授乳支援のために、同意を得て授乳の様子を観察する	授乳の観察の際には、「赤ちゃんが母乳を飲んでいる様子を見させてほしい」という態度で同意を得るようにする。
2．授乳にトラブルを抱えていないか、母親とともに確認する 1）授乳の際の母親と子どもの様子 2）乳房や乳頭の状態 3）授乳の際の子どもの姿勢 4）乳房への吸着の様子 5）子どもが哺乳をしている様子 ※内容の詳細は「直接授乳観察用紙」(表16) を参照	「直接授乳観察用紙」(表 16) などの授乳の評価ツールを利用すると、母親も支援者も共通の課題を見いだしやすい。また、複数の支援者が関わる際にも、情報を共有しやすい。

ケア内容	留意点
3. 授乳技術の獲得過程にある母親の気持ちに寄り添い、母親ができていることを具体的に伝える	授乳は母子の学習によって獲得される。授乳技術の獲得を促進するためには、母親の自信を高めることが重要である。逆に、母親の授乳に対するネガティブな感情や母乳育児に関する誤った知識は、適切な授乳技術の獲得を困難にする。
4. 子どもの欲求に応じた授乳を提案する。子どもが欲しがるそぶりを見せたら授乳し、子どもが飲み終わるまで授乳をするように勧める	授乳回数や授乳時間、授乳中の乳房の切り替えなどを母親が決めてしまう母親主導の授乳は、母乳分泌不足、母乳分泌過多、乳頭痛などのトラブル、さらには乳腺炎などのリスクとなる。健康な子どもの欲求に応じた授乳では、1日の平均的な授乳回数は8～12回以上であることを母親と確認する。
5. 母親がリラックスでき、子どもの欲求に応えられるような抱き方を提案する（図3）	母親がリラックスできていると、子どもの欲求に応答しやすい。子どもは母親に密着し、下顎が乳房に固定されると大きな口が開くので、乳房をとらえやすい。このような授乳姿勢は、子どもが呼吸と吸啜を調和させ、安全かつ十分に母乳を飲むことを可能にする。また、母親がリラックスしていると、射乳反射が起こりやすく、母乳分泌の促進につながる（Colson 2008）。

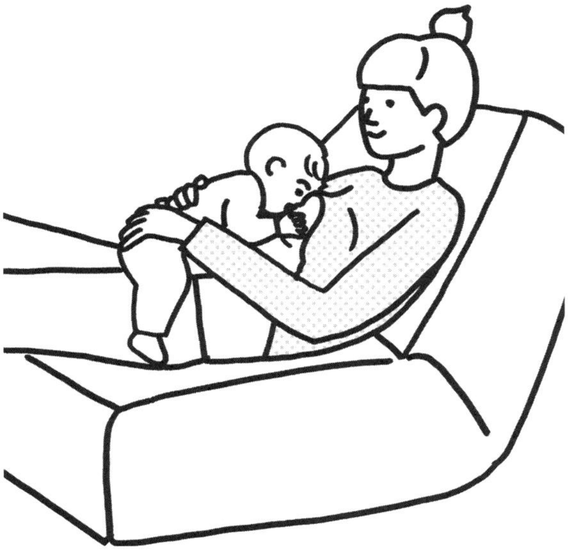

図3　母親がリラックスでき、子どもの欲求にこたえられるような授乳姿勢の例（lay-back feeding）

母の腹部と子どもの胸腹部が密着し、なおかつ子どもの下顎が乳房に固定されていることを必ず確認する。

<table>
<tr><th>ケア内容</th><th>留意点</th></tr>
<tr><td>6. 子どもの反射をうまく使いながら、子どもが自分で乳房に吸着する方法を母親に伝える（図4）</td><td>子どもには乳房に適切に吸着するための原始反射がある。乳房を自分で探すことができ、下顎が乳房にしっかり固定されると大きな口を開けることができる。母親がこれらのことを理解して、子どもをうまく乳房に吸着させることで、痛みのある授乳を改善し、母乳分泌不足を防ぐことができるようにする。</td></tr>
<tr><td colspan="2">

①

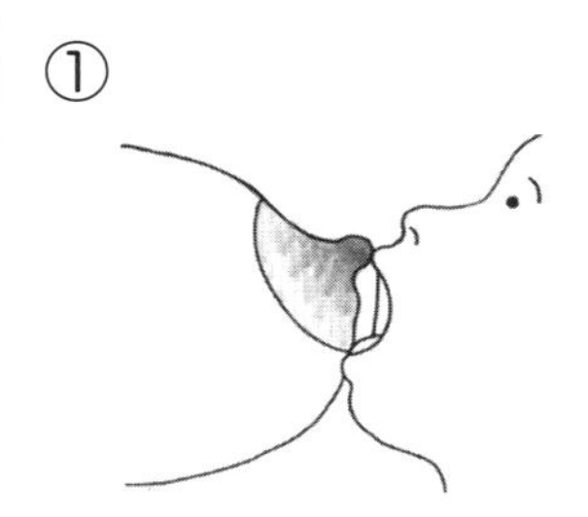

子どもの下顎が乳房に接するようにして、乳頭が、児の鼻のあたりに待機するように、母子の体勢を整える。子どもの頭は後ろにかたむく。

②

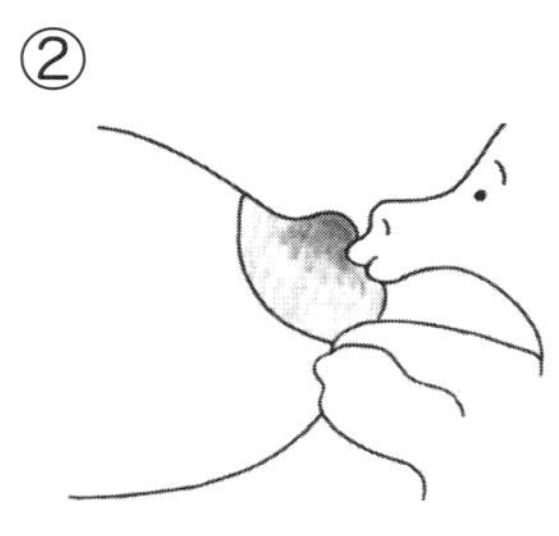

子どもの下顎に乳房がさらに密着するように子どもを引き寄せる。子どもは反応して、大きく口が開く。このとき、母が乳房を口の中にふくまないように、子どもがとらえるのを待つ。

③

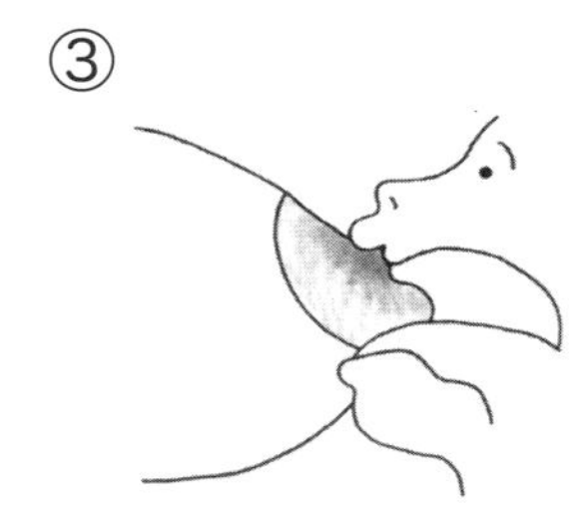

さらに子どもの体を引き寄せて下顎を乳房に食い込ませ、乳頭が子どもの鼻から上の歯ぐきの後ろに滑り込むように、子どもの口の中に入れる。

④

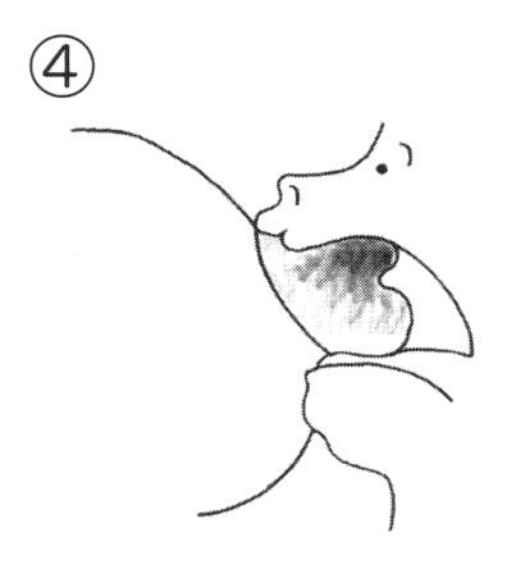

乳頭は子どもの硬口蓋に触れると、吸啜がはじまる。子どもの上唇側の乳輪は多少見えても構わない。

Revecca G et al Supporting sucking skills in breast feeding infant, 3rd. ed, p130-148 より

図４　適切なラッチ（吸着）の方法

乳房の断面に対して、子どもの口は非対称にとらえるように吸着させる。この方法は、乳頭や乳房トラブルを回避し、母乳の摂取量も十分確保される飲ませ方とされている。

</td></tr>
<tr><td>7. 授乳に自信が持てるまでは、母乳育児に専念できる環境をつくるように提案する</td><td>母親が授乳に自信を持てるようになるには一定の期間を要するため、周囲のサポートを得て、授乳に専念できる環境を整えることができるよう、母親と考える。</td></tr>
<tr><td>8. 授乳は集中できる環境で行うことを提案する</td><td>授乳は母親にとって大切な休息の時間であり、射乳反射を促進するためにも、リラックスできることが大切である。子どもにとっては、肌と肌をふれあいながら母親の様子を観察し、母親との相互のコミュニケーションを楽しむ時間である。テレビを視聴する、あるいは、スマートフォンを操作しながらの授乳は、子どもの発達や母子関係確立の視点から、避けることが望ましい。</td></tr>
</table>

表 16　直接授乳観察用紙

直接授乳観察用紙

母親の名前＿＿＿＿＿＿＿＿　日付＿＿＿＿＿＿＿＿

赤ちゃんの名前＿＿＿＿＿＿＿＿　赤ちゃんの年齢（日齢）＿＿＿＿＿＿＿＿

授乳がうまくいっているサイン	困難がありそうなサイン
全体	
母親	
□ 健康そうに見える	□ 病気または落ち込んでいるように見える
□ リラックスしており、居心地が良さそう	□ 緊張しており、不快そうに見える
□ 母親と赤ちゃんのきずなのサイン	□ 母子が目を合わせない
赤ちゃん	
□ 健康そうに見える	□ 眠そう、具合が悪そうに見える
□ 穏やかでリラックスしている	□ 落ち着きがない、泣いている
□ 空腹時、乳房に向かったり、探したりする	□ 乳房に向かわない、探さない
乳房	
□ 健康そうに見える	□ 発赤、腫脹、あるいは疼痛
□ 痛みや不安感がない	□ 乳房や乳頭が痛い
□ 乳輪から離れた位置でしっかり支えられている	□ 乳輪が指にかかったまま乳房を支えている
□ 乳頭の突出	□ 乳頭が扁平で、突出していない
赤ちゃんの体勢	
□ 頭と体がまっすぐになっている	□ 授乳をするのに、首と頭がねじれている
□ 母親の体に引き寄せられて抱かれている	□ 母親の体に引き寄せられて抱かれていない
□ 体の全体が支えられている	□ 頭と首だけで支えられている
□ 赤ちゃんが乳房に近づくとき、鼻が乳頭の上にある	□ 乳房に近づくとき、下唇、下顎が乳頭の位置にある
赤ちゃんの吸着	
□ 乳輪は赤ちゃんの上唇の上部のほうがよく見える	□ 下唇の下部のほうが乳輪がよく見える
□ 赤ちゃんの口が大きく開いている	□ 口が大きく開いていない
□ 下唇が外向きに開いている	□ 唇をすぼめている、もしくはまき込んでいる
□ 赤ちゃんの下顎が乳房にふれている	□ 下顎が乳房にふれていない
哺乳	
□ ゆっくり深く、休みのある吸啜	□ 速くて浅い吸啜
□ 哺乳しているときは頬が膨らんでいる	□ 哺乳しているときに頬が内側にくぼむ
□ 哺乳を終えるときは、赤ちゃんが乳房をはなす	□ 母親が赤ちゃんを乳房からはなしてしまう
□ 母親がオキシトシン反射のサインに気がつく	□ オキシトシン反射のサインがない

赤ちゃんとお母さんにやさしい母乳育児支援ガイドベーシックコース 2009，p 166 より引用

3. 子どもの覚醒状態に適した授乳

ケア内容	留意点
1. 母親が子どもの空腹のサインを知っているかを確認する	早期の空腹のサインとは子どもが静かに覚醒していて、次のような様子がみられる（ILCA 2014, p11）。 ・吸うように口を動かす ・吸う時のような音を立てる ・手を口に持っていく ・急速な眼球運動 ・やわらかい声を出す ・むずがる 子どもの様子をともに観察しながら、そのサインが理解できるようにケアする。
2. 必要に応じて、子どもが飲みたがっている早期のサイン、子どもの授乳に適したState（子どもの覚醒の状態）について情報を提供する	State 4とは、子どもが目を開けて静かに周りの様子をうかがっている状態をいう。この時に、上記の早めの授乳のサインが出ることも多い。子どもが授乳を受け入れやすい覚醒であることを伝える。

表17　子どもの覚醒の状態と母乳育児との関連

State	児の様子	母乳育児との関連
State1　深い睡眠	目を閉じ、目が動かない。規則的な呼吸、リラックスしている。体の動きはなく、ときたま驚愕反射だけが見られる。	意図的に起こそうとしたときのみ覚醒する。授乳はできない。
State2　浅い睡眠	目を閉じていて素早い目の動きがある。不規則な呼吸、吸啜・微笑・顔をしかめる・あくび・わずかに体の筋肉がぴくりと動くなどがある。多くの児の睡眠はこの状態である。	刺激で容易に覚醒するが、授乳に十分なほどには覚醒していない。
State3　うとうとした状態	目は開いているかもしれない。不規則な呼吸、軽い驚愕反射を伴うさまざまな体の動きがみられる。リラックスしている。	刺激で覚醒するが、容易に睡眠の状態に戻る。非栄養的吸啜が見られる。
State4　静かな覚醒	目はぱっちりと開いている。刺激に反射する。最小限の体の動き。	授乳を試みるよいタイミングである。
State5　活動的な覚醒	速く不規則な呼吸。刺激や不快に対してより敏感である。活動的である。	なだめる、啼泣し始める前に授乳を開始する。
State6　啼泣	目は開けているが、ぎゅっと閉じている。不規則な呼吸、啼泣。四肢を不調にばたばたさせる動きがある。	なだめて、泣き止ませてからやっと授乳を試みることができる。

Riordan, J 2005, p613 一部改変

ケア内容	留意点
3. 母親の状況によっては、静かな覚醒よりも少し早めの覚醒段階（まどろんで目を開け始めたころ）に授乳の準備をしてもよいことを伝える	子どもの状態は短い時間で変化する。母親が産後の身体回復途上で、痛みや不快が強い、子どもの扱いに慣れていない、自信がない時には、子どもの欲求に迅速に対応できない場合は、早めに授乳の準備することを提案する
4. 泣くのは授乳の遅めのサインであって、効果的な母乳育児の妨げになるかもしれないことを説明する	従来「泣いたら授乳」と言われていたが、泣いてから授乳を開始すると子どもがうまく吸着できないことや、呼吸と嚥下の調和がはかれないことがある。また、乳頭トラブルや母乳分泌不足を招くこともあることを必要に応じて説明する。

4. 母乳分泌の評価

ケア内容	留意点
1. 子どもの適切な体重増加が得られているかを確認する	A－Ⅱ「子どもの健康状態のアセスメント-2 体重増加量」（p50）を参照。
2. 乳汁生成の移行段階で適切な乳房の変化を母親が感じているかを確認する ・乳汁生成Ⅰ期 ・乳汁生成Ⅱ期 ・乳汁生成Ⅲ期	母親が感じる乳房の変化とその段階には以下のようなものがある。母親とともにその状況を確認する。 ・乳房が張っている感じ（乳汁生成Ⅱ期） ・熱感（乳汁生成Ⅱ期） ・乳房の張りがおさまる（乳汁生成Ⅲ期） ・子どもの吸着の際に射乳反射を感じる ・授乳の後は乳房が空になる感じがする 子どもがよく泣く、授乳回数が多いのは、母乳分泌不足のサインではないことが多い。
3. 乳房の変化に苦痛を感じていないか確認する	適切な授乳ができていない場合、乳房の緊満が強い、いつも乳房が張っている感じがするなどの訴えがある。また、乳房の変化についてどのように感じているか、母親に確認する。

ケア内容	留意点
4. 適切な授乳が行われているか、再度確認し、母乳分泌の減少あるいは過多になっている原因を取り除く	母乳分泌の過不足は、母親の基礎疾患および使用薬剤が原因のものを除けば、不適切な授乳によって引き起こされることが多い。原因を特定し、ケアにつなげる必要がある。

5. 子どもの哺乳状況の評価

ケア内容	留意点
1. 授乳中の母子の様子を注意深く観察する 1）子どもが母と密着して抱かれているか 2）子どもが大きな口を開いて乳房を捉えているか 3）子どもは適切に吸啜しているか 4）子どもの主導で授乳が終了しているか	子どもが適切に吸啜するためには、母子が密着することが重要である。適切な哺乳での吸啜パターンでは、はじめは早い吸啜のあとにゆっくり大きく飲み込む様子がみられ、1 回の授乳で数回繰り返される。授乳時間としては、生後 2 か月くらいまでは、片方で 15 分程度子どもが自分から乳首を離すまで吸啜させる。吸啜させる時間を決めて授乳すると、射乳反射が十分に起こらないうちに授乳が終了してしまう。この状況が続けば、射乳反射が繰り返された後に分泌される脂肪含有量が多い乳汁を飲むことができず、順調な体重増加が得られないこともある。
2. 授乳が終わった時の子どもの様子を観察する	子どもが十分に母乳を飲んでいれば、満足そうにしている、あるいは落ち着いて浅い眠りになっていることが多い。ただし、以下のような子どもは、一見吸啜がうまくいっているように見えても、筋力が弱くて十分に飲むことができていない、眠りがちで吸啜そのものの持続時間が短い、あるいは授乳で多くのエネルギーを使ってしまい、体重増加が緩慢である場合があるので注意が必要である。 1）早産児 2）後期早産児（late preterm infant）と 39 週未満で出生した児 3）低出生体重児や SFD（small for date）･HFD（heavy for date）児 4）眠りがち、逆にイライラしやすい子ども

ケア内容	留意点
	5）口腔に異常のある子ども（口唇口蓋裂などの、形態機能に問題がある場合） 6）筋緊張に異常のある子ども（ダウン症候群などで筋緊張が弱い、逆に反り返りが強いなど）
3. 十分な排泄量があるかを観察する	母乳を十分に飲めていると、薄い尿で 1 日 6 枚以上のおむつを濡らす。排便の量にも留意する。
4. 体重増加、身長の増加、頭囲の増加があるか評価する	A−Ⅱ「子どもの健康状態のアセスメント」(p50 ～51) 参照。
5. 補足が必要な場合は、搾母乳を第一選択とする	乳児用調整粉乳による補足が必要な場合は、使用方法を伝える。「乳児用調整粉乳の適切な使用方法」（図 5）を参照。

6. 乳児用調整粉乳の適切な使用方法

ケア内容	留意点
1. 乳児用調整粉乳を使用することへの母親の思いを確認する	医学的な理由で乳児用調整粉乳を使用する場合には、自己肯定感が低下することのないように、母親の思いに寄り添い、適切な補足の必要性を説明する。逆に、「夜は寝たい」など母親の希望による使用については、母乳分泌の低下や哺乳のトラブル、乳房の過度な緊満につながるなどのデメリットを知らずにいることが多い点にも留意する。
2. 医学的な補足が必要な場合は、適切な期間、適切な量を補足できるように説明する	適切な補足がなされるように、補足必要量と補足期間および母乳と乳児用調整粉乳を具体的にどのように与えるのかについて、母親とともに確認する。 必要に応じて、補足の状況や児の体重増加等の経過を確認する。
3. 乳児用調整粉乳を適切に使用する方法を理解し、実際にできるか確認する	「乳児用調整粉乳の適切な使用方法」（図 5）に沿って、乳児用調整粉乳を調乳できることを確認する。母親だけではなく、ほかに調乳する人がいれば同様に確認する。

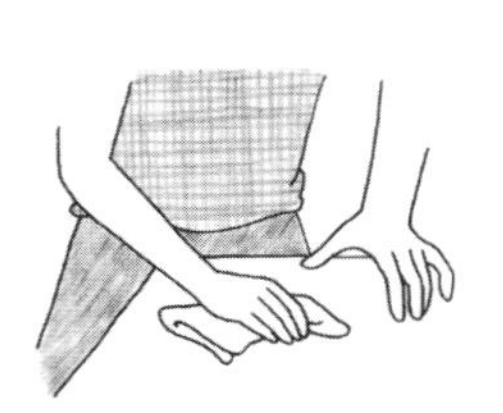

① 調乳する場所を清掃し、清潔にする。

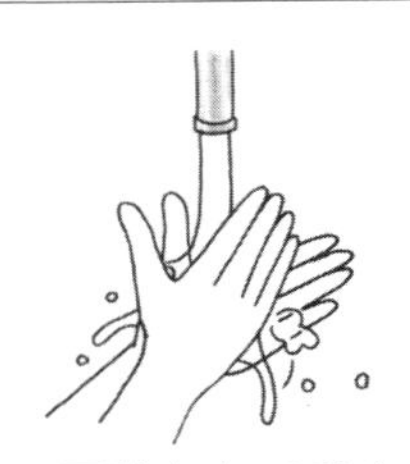

② 石鹸と水で手を洗う。

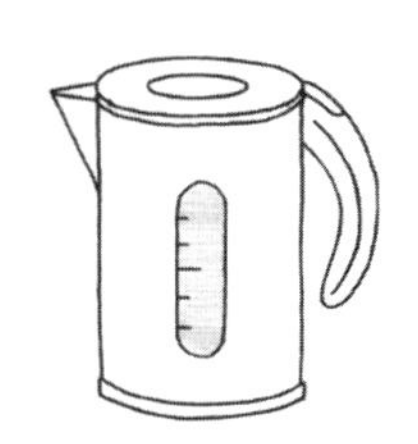

③ 飲用水を沸かす。調乳に使用する水は日本では水道水が最適である。やかんや電気ポットで沸かしてもよいが、一度沸騰させる。

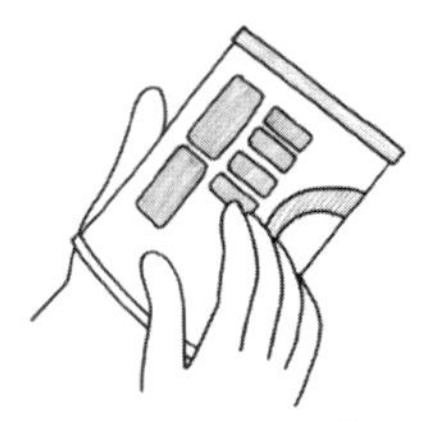

④ 粉ミルクの缶に書かれている説明文を読み、必要な湯と粉の量を確認する。粉ミルクは書かれている量より少なくても多くてもいけない。

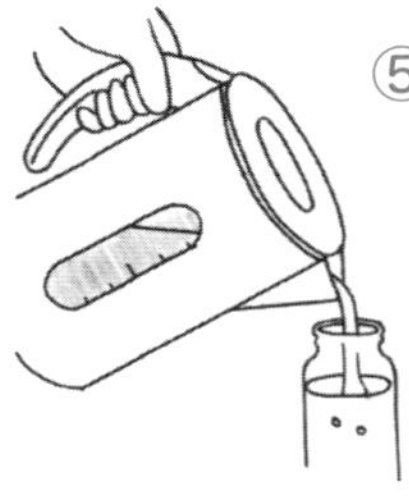

⑤ やけどに注意をしながら、洗浄し消毒された哺乳瓶に正確な量の沸騰したお湯を注ぐ。製造過程や調乳中に混入するエンテロバクターサカザキの不活化のために、調乳中の液体の温度が 70℃を保つ必要があり、沸かしてから 30 分以上放置しないようにする。

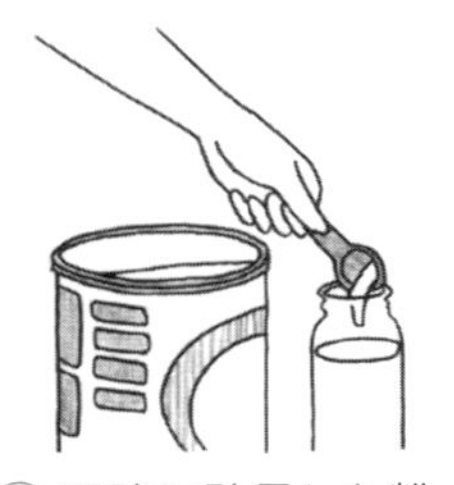

⑥ 正確に計量した粉ミルクを哺乳瓶の湯の中に入れる。

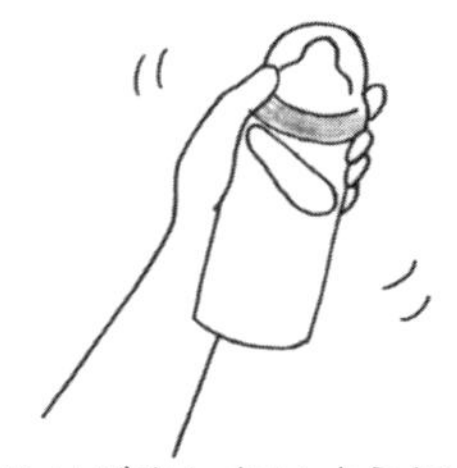

⑦ やけどをしないように蓋をした哺乳瓶をもち、完全に溶けるまで十分に撹拌する。

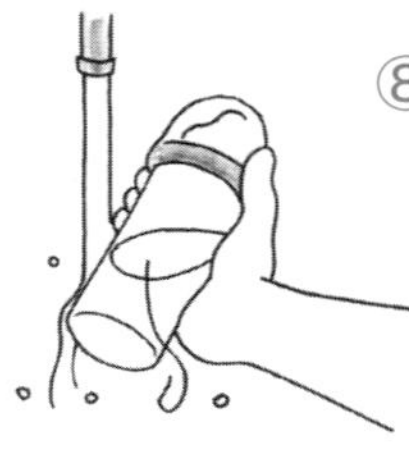

⑧ すべての粉が溶けたら流水または氷水などで適温（人肌程度の温度）に冷やす。中身を汚染しないように、哺乳瓶のキャップより下に冷却水が当たるようにする。

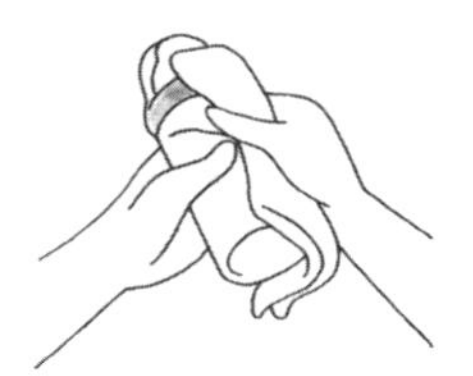

⑨ 哺乳瓶の外についた水をふきんでふきとる。

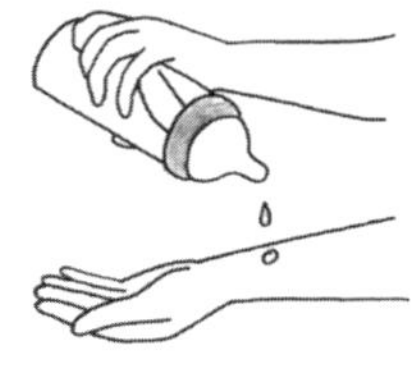

⑩ 腕の内側に少量のでき上がりのミルクを垂らして、授乳に適した温度か確認する。少し温かい感じがする程度でよい。

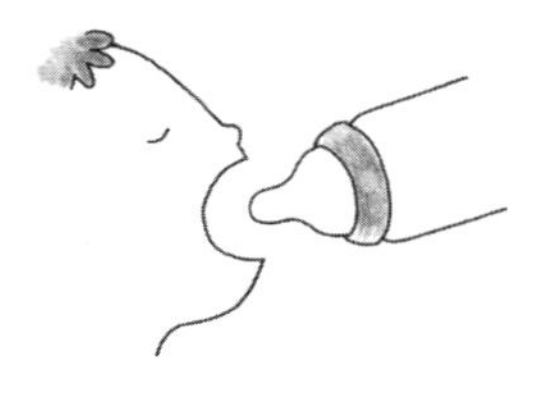

⑪-1
児を抱き上げ、児の頬などを指で刺激して、口を開けてもらう。

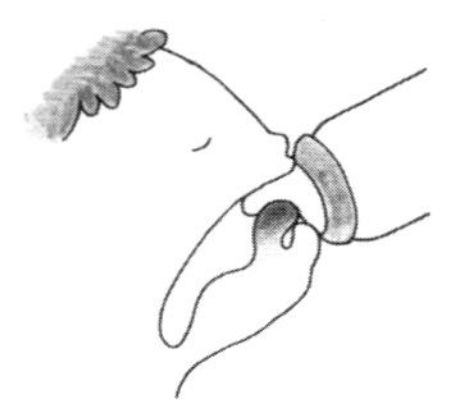

⑪-2
児の口が大きく開いて舌が出てきたら、うわ唇と舌の間にゴム乳首を乗せる。

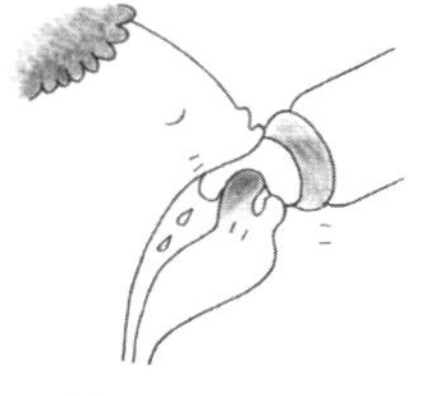

⑪-3
うまくゴム乳首が口の中に入ると、児が飲み始める。

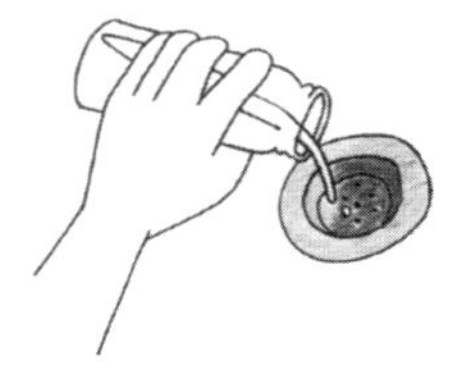

⑫ 飲み残しや調乳後 2 時間以内に使用しなかったミルクは廃棄する。

乳児用調整粉乳の安全な調乳、保存及び取扱いに関するガイドラインより一部引用

図 5　乳児用調整粉乳の適切な使用方法

ケア内容	留意点
4. 使用する器具の洗浄や消毒が正しく行われていることを確認する	不衛生な容器、消毒されていない器具での調乳は、子どもの感染症罹患のリスクとなる。消毒方法は母親がメリット・デメリットを理解したうえで、実施可能なものを選択できるように支援する。
5. 哺乳瓶による授乳が正しく行えるように説明する	哺乳をさせるときには、子どもを座らせるように抱いて、ゴム乳首を子どもの舌の上に置く。直接授乳と同様に、15分程度、時間をかけてゆっくり飲ませる。
6. 6か月未満の子どもに不適切な栄養を与えないようにする	補完食（離乳食）を始める前に白湯や果汁、お茶などを与えないようにする。フォローアップミルクは、いずれの時期にも不要である。

7. 乳房トラブル時の継続ケア

ケア内容	留意点
1. 乳房トラブルの状況をアセスメントする	トラブルが、ケアで改善できるものか、医療的介入の必要性があるかを判断することが大切である。38.5℃以上の発熱がみられる場合には、まず医師の診察を勧める（巻末資料4「乳腺炎ケアのフローチャート」参照）。

表18 乳房トラブルの鑑別

	乳房の緊満	乳管閉塞	乳腺炎
はじまり	徐々に、分娩直後	徐々に、哺乳後	急に、分娩10日以降
部位	両側	片側	通常は片側
腫脹・熱感	全体的	全体的	局所的な腫脹、発赤
痛み	全体	腫脹は移動することがある 熱感はない	強い、全体
体温	＜38.4°C	＜38.4°C	＞38.4°C
全身状態	良好	良好	風邪様

Lawrence & Lawrence: Breastfeeding: A Guide for the Medical Profession.
8th ed (2016), p568より引用改変

ケア内容	留意点
2. 授乳の状況を観察し、母親とともに、乳房トラブルの原因について確認する	トラブルの原因に関して、母親によっては「何回も飲ませているから」とか、「体質」とか「食べ物が悪いから」といった、根拠が定かではない情報を信じていることがある。多くは抱き方、含ませ方が影響しており、食事内容が直接影響するという根拠はない。授乳の状況から考えられるトラブルの原因について、母親と十分確認し、原因を除去できるようにする。
3. 乳房トラブルの解消を目指し、母親が自分で行える適切な方法を確認しておく	子どもの欲求に合わせた授乳、適切な抱き方、含ませ方、乳房のしこりの部分を圧迫しながらの授乳、緊満を解消するための搾乳方法などについて確認しておく。必要時、継続的なケアを行う。
4. 症状が悪化する場合は、早めにケアを受けることを勧める	悪化のサイン（例：発熱が続く、乳房・乳頭の痛みの増強など）を十分に伝える。乳房・乳頭の痛みは母乳育児中断に大きく影響する要因である。また、二次的に母乳分泌不足を招くこともある。改善されるまではケアを継続するが、改善がみられない時は、ケアの方策を再検討することに加え、医師の診察を勧めることを検討する。

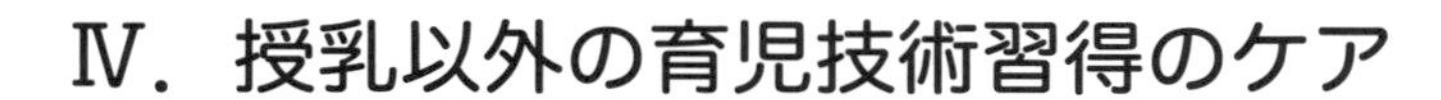

Ⅳ. 授乳以外の育児技術習得のケア

1. 子どもにあわせた世話

ケア内容	留意点
1. 子どもの様子や欲求についての母親の発言を注意深く観察し、子どものタイプに応じた母親のかかわりを提案する	泣きが少ない子どもは、寝かされたままにされやすく、授乳回数も少なく体重増加が少ない傾向があるため、子どもの欲求を注意深く観察する必要がある。逆に、泣くことが多い子どもは、授乳回数も多く、母親は子どもへの応答で疲れていることが多い。母親をねぎらい、子どもに安定した気持ちで関われるように支援する。
2. 子どもの状況に応じた養育ができるようになるには、試行錯誤を繰り返す必要があることを伝える	子どもの気質は、養育者の関わりによって変化していく。その子にあった応答の仕方を母親や養育者自身が見いだせるように支援する。

2. 子どもが泣いているときの対処方法

ケア内容	留意点
1. 子どもが泣いている生理的理由について、母親が理解しているか確認する	子どもの泣きは発達上必要なことである。泣き止まないことは母親の自己効力感を低下させることもあるが、暑い・寒いという欲求、重力への不快感、消化管の蠕動運動による不快感（コリック）、人を呼ぶという生理的な欲求がほとんどである。
2. 子どもが泣いている時は、必ず応答するようアドバイスする	子どもの泣きは生理的欲求である。基本的信頼の構築のために応答することが求められる。
3. 子どもは空腹や不快がないのに泣き続けることもある。その場合には、ゆったりとした気分で子どもを抱いてなだめるなど、しばらく付き合うことも必要であることを伝える	ブラゼルトンの研究では、1日のうちで泣いている時間の合計は、生後すぐは1.8時間であるが、生後6週までは増加傾向を示して2.8時間となり、その後は減少して生後12週には平均0.4時間となるといわれる。子どもの成長過程において、しばらく付き合うほか方法がない時間帯や時期がある。

ケア内容	留意点
4. 子どもが心地よく、安全な抱っこの方法を提案する。抱っこひもを用いる場合は安全な方法を伝える	子どもを養育者の胸に向き合わせて密着させ、おしりを支えるように抱く(図6)。抱っこひもを使う際にも、同じように注意する。 図6 子どもが心地よく、安全な抱っこ
5. 子どもが泣き止む対処法をいくつか提案する	抱っこ以外の方法として、子どもに歌を歌ってあげる、音楽を聴かせるなどをして、寒すぎたり、暑すぎたりしていないか確認する。また、排気をしてその後に授乳をする、ベビーカーに乗せて散歩に出るなどが挙げられている(「揺さぶられっこ症候群」米国小児科学会を引用)。
6. 何をしても泣き止まない場合は抱っこを続けるのではなく、子どもを安全なところに寝かせて様子をみてもよいと提案する	長時間泣かれることは親にとって辛いことである。乳幼児揺さぶられ症候群の発生を防止するためにも、抱き続けてイライラするあるいは疲れを感じる時は、抱っこを中断し、休憩して気分転換することも児の泣きに付き合っていく一方法であることを伝える。

3. 入浴やスキンケア

ケア内容	留意点
1. 沐浴や入浴方法については、自宅の環境、実施者などを考慮し、現実的な方法を提案する	生活環境に応じた子どもの入浴を考え、画一的な方法は避ける。ただし、子どもの生活リズム確立のためには、夜遅くの入浴は避けたほうがよい。
2. 子どもの生理的な特徴について説明し、安全に入浴するためのポイントをアドバイスする	低体温になりやすいこと、泣いてよく動く場合もあることを説明し、衣類の準備や湯の温度、子どもの支え方などを適切にアドバイスする。

ケア内容	留意点
3. 生後1か月過ぎからは、沐浴ではなく、母子または親子が一緒に入浴する方法についてアドバイスをする	デイサービス型、宿泊型ケアの場合には、母親の入浴時に、子どもと入浴させることを提案してもよい。また、自宅ではどのように行うかをともに考える。市販の入浴補助道具は月齢と安全性をともに確認し、事故がないように使用するよう注意を促す。
4. 適切なスキンケアを提案する	スキンケアはアレルギーを予防する効果があることが注目されている。皮膚をこすらないように石鹸を泡立ててよく洗い、十分にすすいだのちに保湿をすることが推奨されている。

4. おむつの交換の仕方、サイズの選び方

ケア内容	留意点
1. 紙おむつ、布おむつ、どちらにするか、母親の意思と家事のサポート状況から無理のないものを選択できるようにする	母親や家族の状況に合わせて、選択できるように情報を提供する。
2. 材質に関わらず、排泄に気づいたら、すぐにおむつを交換することをアドバイスする	交換の目安を説明する。 ・布おむつ……おむつが濡れたことに気がついたとき ・紙おむつ……尿や便が出たらすぐ取り替える Sサイズでは1日10～12枚、Mサイズでは1日7～8枚程度 （日本衛生材料工業連合会「紙おむつの上手な当て方」http://www.jhpia.or.jp/product/diaper/baby/use.html#baby_q3）
3. 使用方法は、正しい使い方を提示する（図7、8）	布おむつに関しては、布おむつ交換の方法（図7）、紙おむつに関しては、紙おむつ交換の方法（図8）参照。廃棄や洗濯の方法まで説明する。
4. おむつの当て方による股関節脱臼を引き起こす可能性について説明する	おむつ交換時は、股関節の可動域に注意し、足を持ち上げない。また、おむつ装着後に足がM字型になるように注意を促す。

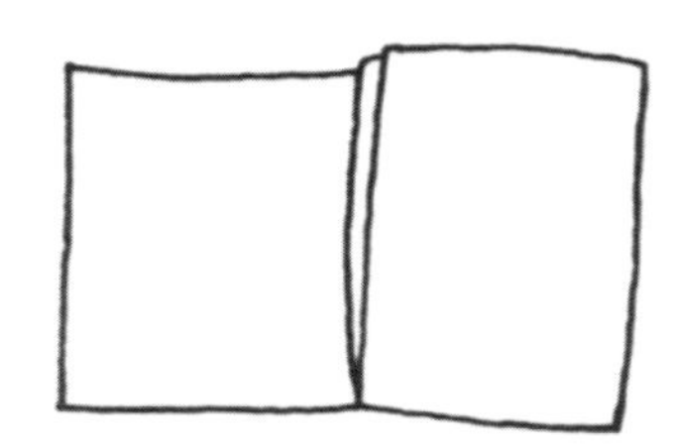

①板おむつの場合、おむつカバーに合わせて折りたたむ。折り目が子どもに当たらないように内側に折り込むようにする。

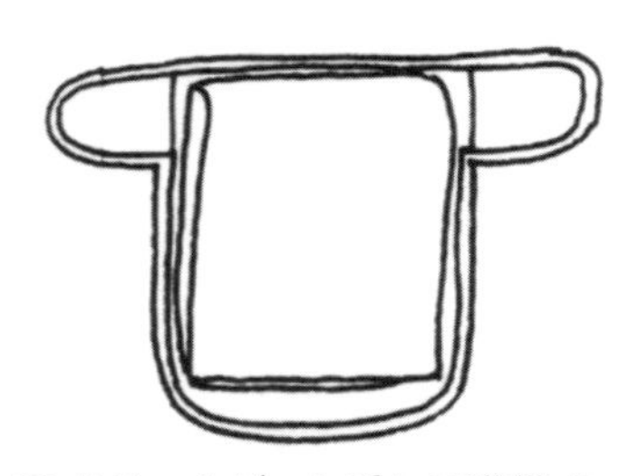

②おむつカバーと重ねて準備する。布が余る時には男の子は前側に、女の子は後ろに布の重なりがくるようにする。

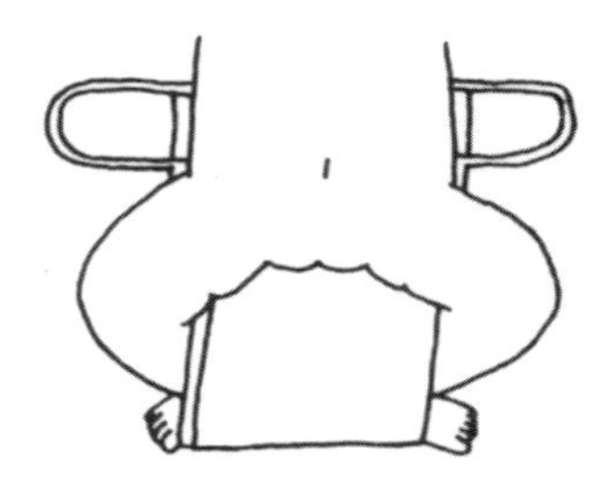

③おむつの上に子どもを仰向けで寝かせて、お腹にあたる方を引き上げながら、体に沿わせる。

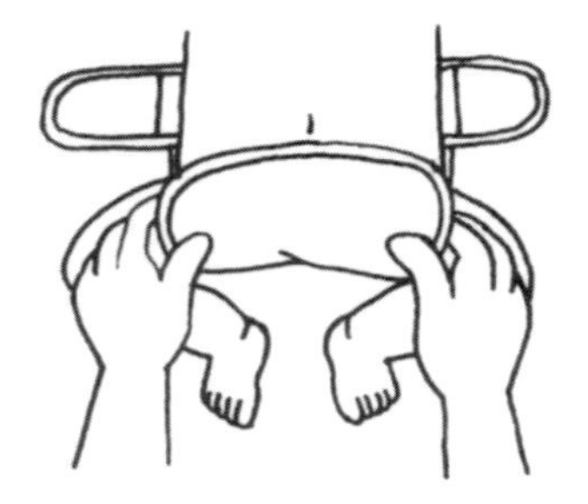

④足の形がＭ字型になるようにおむつを整える。

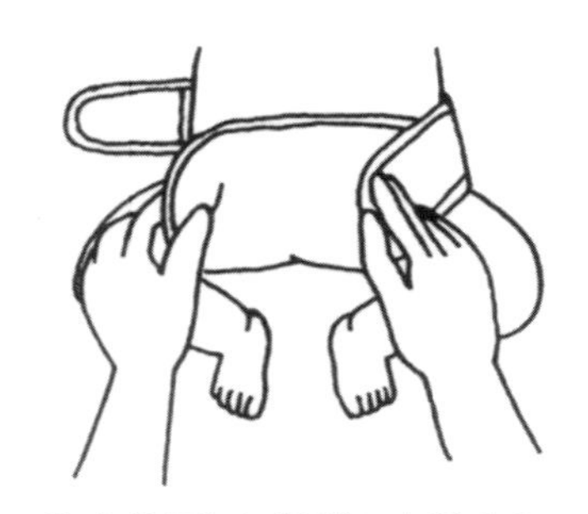

⑤お腹周りに指が１本程度入って、呼吸がしやすい状態でテープを止める。

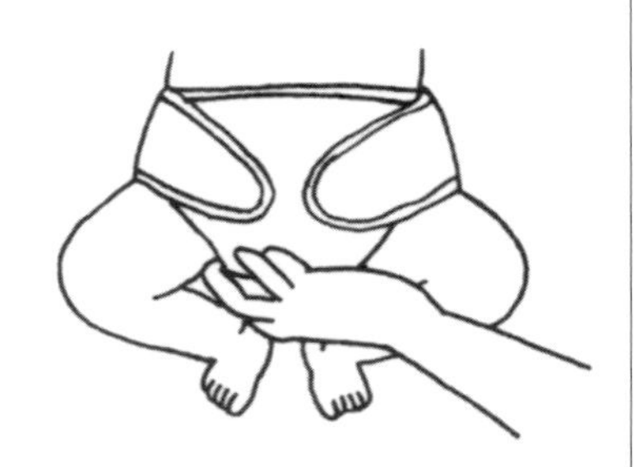

⑥カバーからおむつが出ていると漏れるため、股関節の周り、背中側から布が出ていないか確認する。

図７　布おむつ交換の方法

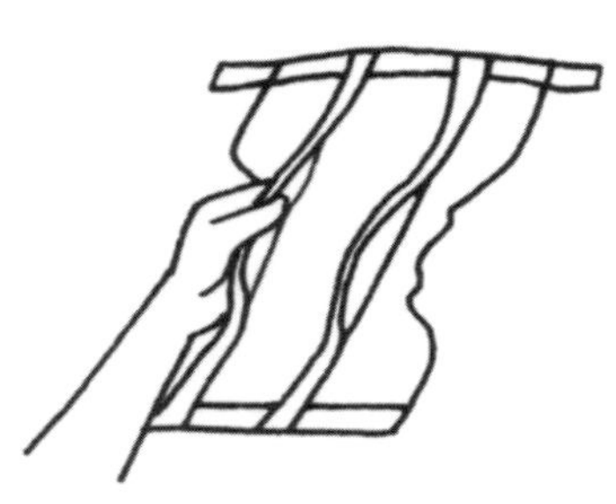

①テープがついている方を背中側に当てる。

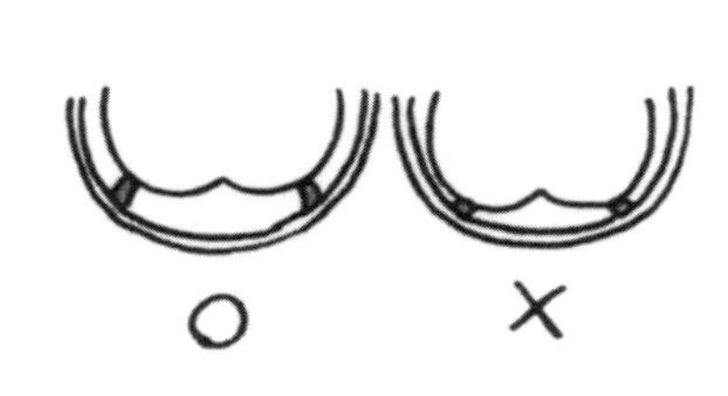

②紙おむつを広げて、漏れ防止用の立体ギャザーを立てて、お尻を包み込むようにする。漏れ防止用のギャザーを寝かせたままにしたり、外側に倒したりしない。

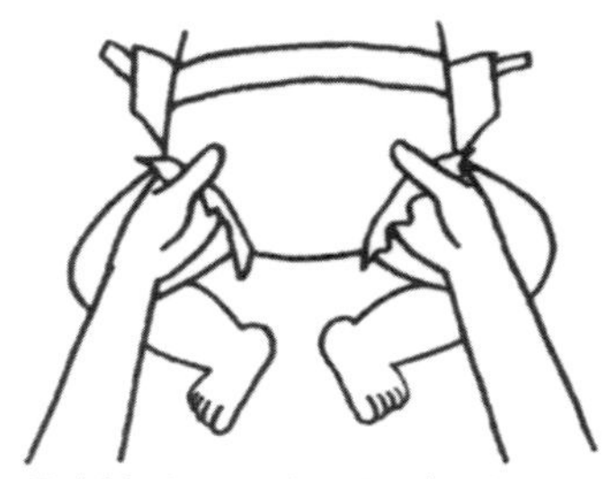

③紙おむつの上に子どもを両足が開いた状態で仰向けに寝かせ、おむつのお腹に当たる方を、股下部分に隙間ができないよう気をつけながら、体に沿わせて引き上げる。

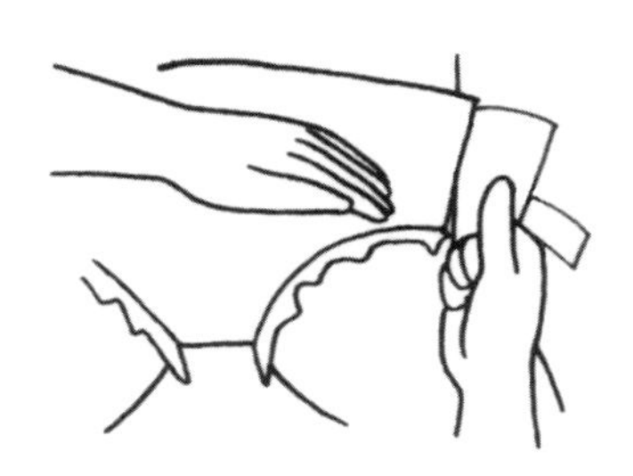

④テープを手前に引っ張りながら、左右対称に留める。一般にテープの位置を腰骨のあたりにするとずれにくくなる。お腹周りは、指が１本入る程度にする。

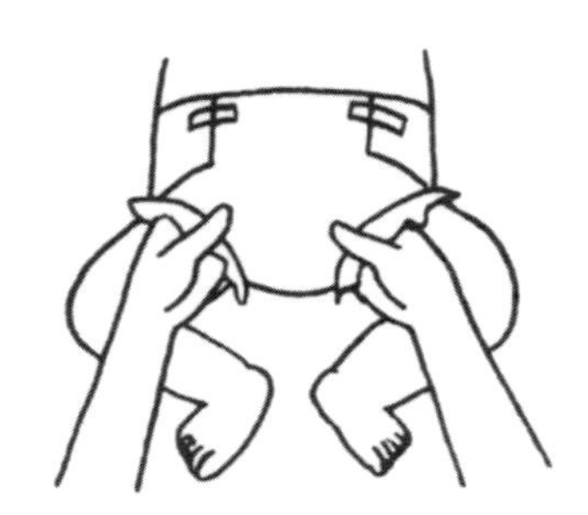

⑤お腹周りや足周りのギャザーが、内側に折りこまれていないことを確認する。寝ている時と座っている時、空腹と満腹では、お腹周りの大きさが違ってくるので、こまめに調節する。

日本衛生材料工業連合会（2008）

図８　紙おむつ交換の方法

5. 子どもの睡眠に関する支援

ケア内容	留意点
1. 子どもの睡眠パターンについて説明する	子どもの睡眠のほとんどが動睡眠であり、生後月齢が早いとその傾向が強い。成長とともに大人の睡眠パターンには近づくが、子どもは容易に目覚めやすい。眠り始めてすぐに刺激を与えれば容易に起きてしまうことを伝える。
2. 子どもの睡眠姿勢	呼吸抑制を避けるために、うつぶせ寝は避け、仰臥位で寝かせる。また、だっこやおんぶの姿勢より横になる姿勢のほうが、深い睡眠となる。
3. 子どもは自分の目が届く範囲、もしくは同じ部屋で寝かせるよう提案する（同床はしない）	6か月未満の子どもを母親から離れた部屋に1人きりで寝かせると、通常より深く長い睡眠をとり、SIDS（乳幼児突然死症候群）のリスクとなることが明らかになっている。 また、厚生労働省はSIDSの予防として 1）1歳になるまでは寝かせるときにあおむけに寝かせる 2）できるだけ母乳で育てる 3）妊産婦や家族がたばこをやめるという3つのポイントを守ることを推奨している。
4. 子どもを寝かせる部屋の環境を確認することを提案する	子どもの寝室は、適温であるかを確認する。クーラーの使用を控える、あるいは温めすぎることは、子どもの安眠の妨げになる。大人にとって快適な室温は冬期18～22℃、夏期25～28℃とされているが子どもも大きく違うわけではないことを伝える。また、子どもが心配と照明をつけたままの部屋で寝かせることも子どものサーカディアンリズムの確立を妨げる要因となる。同様にテレビやオーディオ、スマートフォンを消し、子どもが眠れる環境を整えるよう、助言する。

6. 離乳食（補完食）に関する支援

ケア内容	留意点
1. 離乳食（補完食）に対する基本的な考え方を説明する	離乳食については様々な考え方があり、母親やその家族が情報の選択に迷うことが多いが、日本における離乳食（補完食）の標準的な考え方は2019年に厚生労働省が示した「授乳・離乳の支援ガイド」[1)]である。このガイドの内容を母親や家族と確認する。
2. 離乳食（補完食）の開始について説明する	生後５～６か月頃になると母乳や乳児用調整乳だけでは乳児に必要なエネルギーや栄養素（蛋白質、鉄分、亜鉛等）が不足する。このため不足するエネルギーや栄養素等を補完する目的で離乳食を開始する必要があることを説明する。 また、食物アレルギーの予防のために離乳食の開始時期や食物アレルギーの原因食物となりやすい食物（鶏卵など）の摂取開始を遅らせることは推奨されていない[2)]。
3. 離乳食（補完食）の進め方について確認する	「授乳・離乳の支援ガイド」ではつぶしがゆから始めると記載があるが、10倍がゆではなく、飲み込みやすいように滑らかにつぶしたかゆである。また、かゆではなく調理しやすいイモ類などでもよい。与える量は少量ずつ増やしていくが、野菜や白身魚・卵黄等の蛋白質食品等も積極的に試してみることが必要であることを確認する。 離乳食の調理において、食物をブレンダー等ですりつぶし、まとめて調理することは、母親や家族の負担を軽減する一方で、メニューが単調になる、児の状況に応じた調理形態にステップアップがなされない場合があることに留意すべきである。 なお、調味は、離乳食（補完食）開始時は必要ないが、それ以降は食塩、砂糖等の調味料の使用は可能であり、薄味を心がければよいことも伝える。

ケア内容	留意点
4. ベビーフードの利用やとりわけ食など母親や家族に負担が少ない与え方を提案する	離乳食（補完食）は作るのが大変と感じる母親や家族も多い。そのような場合には、負担をできるだけ軽減するために適宜ベビーフードを利用することや大人の食事から児が食べられそうなものをとりわけ、児が食べやすいようにして与える「とりわけ食」を提案する。

【引用文献】
1）厚生労働省「授乳・離乳の支援ガイド」改定に関する研究会（2019）
https://www.mhlw.go.jp/content/11908000/000496257.pdf
2）日本小児アレルギー学会編（2021）．食物アレルギー診療ガイドライン 2021（ダイジェスト版）
https://www.jspaci.jp/guide2021/jgfa2021_6.html

Ⅴ．家族の育児機能向上のためのケア（家族間調整）

1．父親の育児

基本的ケア方法	留意点
1. 母親が父親にどのように育児してもらいたいと考えているか把握する	妊娠期からの母親と父親との関係を把握し、母親が父親にどのように育児してもらいたいと考えているか把握する。
2. 育児に対する父親の気持ちを把握する	父親も新しい役割移行の段階にある。また、育児に対してさまざまな気持ちをもっている。支援をする側の価値観で、父親役割を強要しないようにする。
3. 母親と父親が育児に対する思いを話し合う時間を設けることを提案する	パートナーとの関係が良好でも、子どもを持つことで、関係性に不和が生じることは少なからずある。父親が子どもの世話ができなくても、母親の気持ちを聞く時間をもつなど、お互いのコミュニケーションをとることが大切であり、その時間を確保する重要性を伝える。
4. 自宅での具体的な生活のイメージができているか確認する	自宅での生活をイメージできているか把握し、家族で役割調整に関して話し合えるようにする。また、産後２～３か月くらいまでの育児開始期間は、ふたりだけで乗り越えられないことも多いので、周囲のサポートを得ることを提案してもよい。

基本的ケア方法	留意点
5. 必要時、子どもの世話以外の家事分担など役割調整ができるように提案する	母親の育児を精神的に支えることも、父親としての大切な役割である。子どもの世話を直接しなくても、家事をするなど、少しでも母親が安心して育児ができる環境が整うように支援する。
6. 父親が望む形で育児できるように子どもの世話について方法、手技などを伝える	父親の求めに応じて、育児（抱き方、衣類・おむつ交換、沐浴など）の方法、子どもの特徴について説明し、ともに実施する。

2. きょうだいとの関わり方

基本的ケア方法	留意点
1. きょうだいのさまざまな反応は、順調な発達の現れであることを説明する	母親は新しい子どもを家族の一員にしようとさまざまな努力をすることが知られている。それに対して、きょうだいはさまざまな反応をする。自己中心的な反応は時として、母親や新しい子どもに対する心ない言動と受け止められ、子どもたちの年齢を問わず母親は負担に感じることが多い。新しい家族を迎えるということは、きょうだいにとっても大きなライフイベントであり、退行現象は当然の反応である。家族が新たな絆を結ぶために大切な過程であることを伝える。
2. きょうだいを含めた、今後の育児について、家族で話し合うことを提案する	母親は複数の子どもの育児を担っていくにあたり、子どもひとりの時よりも、父親・祖父母・周囲の人々からの支援を必要とする。 家族が新たな役割機能を発揮し適応していくには、母親が必要な人に育児サポートを求めることが必要である。
3. きょうだいの特徴と接し方についての情報を提供する	新たに生まれた子との母親の相互作用・授乳の確立を優先しながら、きょうだいの発達段階に合わせた関わり方をともに考える。その際にきょうだいへの世話や対応によって、新しい子どもの養育に支障が生じないようにする必要があることを伝える。きょうだいの反応に母親が振り回されないよう、一貫した態度で育児できるよう支援する。母親の揺れ動く気持ちを理解しながら、子どもの発達に関する情報を提供することも大切である。

3. 母親と身近な支援者との関係

基本的ケア方法	留意点
1. 祖父母、親族などを含めた家族の状況を把握する	祖父母や身近な家族の年齢・心身の健康状態は、母親の育児に影響を与えることがある。 新しい家族が増えて、どの家族にも新しい役割が生じている。母親が彼らの反応をストレスに感じて、育児に集中できないような状況が生じていないかを確認する。
2. 家族内での新しい関係性において、どのようなケアのニーズがあるかを把握する	母親のニーズとは異なる家族からの支援は、母親の育児ストレスにつながるおそれがある。
3. 今後の生活での役割分担について家族内で話し合うことを提案する	産後ケアを受けたのち、家族間で役割調整しながら育児をしていくことが望まれるため、家族で今後の役割分担をイメージできるように支援する。
4. 母親がより良い支援を得るために、必要時身近な支援者に、その役割や方法を伝える	支援者自身が知っている子育てに関する知識や子どもへの関わりは、経験から学んだ主観的な体験であることも多い。そのため、身近な人の支援が母親の支援のニーズと合致しないこともある。母親の育児行動の意味や子どもの状況を伝え、身近な支援者として良好な関係のなかで母親への支援が継続されるよう調整する。

4. 育児に必要な社会資源の活用の提案

ケア方法	留意点
1. 母子の心身の健康が守られるように、社会資源の活用ができるようにする	母親だけで育児を行うことは、子どもの発達や家族の関係性からも好ましい状況ではない。社会資源はどの家庭であっても積極的に利用することを勧める。特にひとり親である場合には十分なサポートが得られるよう母親とともに検討する。

ケア方法	留意点
2. かかりつけの小児科医を決め、いつでも相談・受診できるようにしておくことを勧める	生後2か月から計画的に予防接種を受け、日ごろから安心して児の健康相談ができるよう、地域の小児科専門医をかかりつけ医にすることを勧める。 予防接種に関する情報は、国立感染症研究所 感染症情報センターの「乳幼児予防接種スケジュール（0～6歳）」で最新情報を確認して行う。
3. 母親同士のピアサポートグループなどを紹介する	同じような立場におかれた者同士のサポートは非常に受け入れやすい。また、ピアサポートを受けることによって地域からの孤立を防ぐこともできる。

C. 居宅訪問（アウトリーチ）型の特性

居宅訪問型産後ケアは、対象者の居宅であるプライベート空間に助産師が出向いて行われる。そのため、保健指導・ケアの個別性は増し、対象者にとっては移動の負担がなく、簡便でリラックス度が高い。しかし、親密さが増す中でも、専門職であることをわきまえたケアを提供したい。また訪問型は「授乳がうまくいかない」「赤ちゃんが泣き止まずに困っている」など主訴が明確であることが多い。しかし主訴に対する保健指導・ケアだけでは、産後ケア事業の目的である『母子の愛着形成を促し、母子とその家族の健やかな育児ができるよう支援すること』を充分達成することができない。このため居宅訪問型においても「A. 母子の状況のアセスメントとケア計画　B. 標準的なケアの実際」に基づき支援を実施する。

1. 受託時の配慮

ファーストコンタクトが電話の場合、特にていねいな対応が必要である。単なる事務的な連絡にならないように、対象者の訴えの内容や声のトーン、話し方で対象者の状態を把握する重要な機会になることを念頭におく。また、既往歴に精神科疾患がある場合は注意してコミュニケーションをとり、必要に応じて委託元の市区町村と連携をとることが望ましい。

2. 父親への支援

産後ケア事業ガイドライン（2020. 8）には「基本的な対象は母子であるが、父親についても、その育児参加を促すことは重要であり、そのような父親への支援を行う観点から、本事業に付随して父親への支援を行う」と示されている。一方、積極的に協力する父親も散見されるが、休息不足や仕事との調整に苦慮していることもある。父親の産後うつ[1)]は産後３～６か月が25.6% と最も割合が高いことが示されており社会問題となっているため、訪問時に母子以外の家族についてもアセスメントを行い、必要時は支援を行う。

3. 身だしなみと感染対策

専門職であることを意識し、清潔感のある服装や髪型を心がける。また外から訪ねるため、感染対策には充分に配慮する。上着は玄関に置き、エプロン等をつけ、マスクも交換する。洗面所を借り、石鹸で手を洗い、さらにアルコール消毒をする。バックを置く際は下にシート等を敷く。複数の訪問先を尋ねる場合は、その都度、エプロンを交換する。

4. 疲労のアセスメント

疲労について充分にアセスメントすることが必要である。本人の自覚や訴え以外に表情や身なり、生活環境等からアセスメントを深める。なかには、明らかに休息不足であり動きすぎの様子が認められても疲労を感じない者もいるため、本人の自覚の有無だけで判断しないよう注意する。産後の特性を踏まえ、適切な休息が確保できるように、施設型産後ケアの紹介、家事サポート等社会資源について説明し、対象者の意向を確認する。また疲労の程度、精神状態、協力者不在などにより、児の一時預かりや保育所等が必要であれば自治体とも連携する。

5. 限られた時間での展開

概ね 90 ～ 120 分前後の訪問時間において、対象者が期待する結果を提供することが求められる。

結果如何に関わらず、ケア内容については十分に説明する。特に、期待する結果が得られない場合は、自治体に報告・相談し、他の助産師の紹介や医療の紹介等適切に対応する。

満足度は、期待値が高ければ低くなる。一方、対象者が未知で期待していない部分、例えば家族調整や子育てに関する情報提供、エモーショナルサポート等が充分であれば満足度は高くなる。

6. ケアの評価

居宅訪問型産後ケアは、助産師がひとりで行うことがほとんどであるため独善的にならないように、助産師会内等でのケアの評価・振り返りやケースカンファレンス、研修に参加する等の研鑽を続ける努力を怠らないようにする。

7. 記録類の管理

プライバシーの保護に充分注意して取り扱い、移動中においては、紛失を避けるために、鍵付きケースを使用した保管や、車内に置きっぱなしにしない等、特に注意を払い管理する。

【引用文献】
1）竹原健二 . (2012)：父親の産後うつ，小児保健研究．第 71 巻第 3 号，p343-349

表19　訪問（アウトリーチ）型チェックリスト

		項目	内容
訪問前	□	賠償責任保険に加入している	加入証明書にて、保険期間・賠償金額等を把握しておく
	□	電話は集中できる環境で	適切な対応ができる環境を確保する。難しい場合は改めてかけ直す。
	□	言葉遣いはていねいに	顔が見えないため、穏やかで解りやすいていねいな話し方をする。
	□	訪問先住所の確認	現住所と訪問先が異なる場合がある。表札も確認する。
	□	駐車スペースの確認	事故やクレーム、警察の取締りを避けるため、安全な場所を確認する。無い場合は公共の駐車場を利用する。
	□	簡単な情報収集	心配事等、事前に情報を得ておくことで、より良い対応ができる。
	□	家族の健康状態の確認	感染予防の観点から、家族の健康状態と訪問時の在宅の有無を確認する。
	□	余裕ある訪問時刻の設定	遅刻せず、落ち着いて訪問が行えるようにゆとりを持つ。
	□	日時は対象と必ず復唱	日時決定後、手帳を見ながら、対象とともに①日にち②曜日③時刻の順に確認する。
	□	こちらからの連絡方法の確認	不明な点の確認、遅刻等、こちらからの連絡方法（ショートメール等）を確認する。
	□	使用機材・物品準備	忘れ物は信頼を損なう。自身のチェックリストを作成しておく。
	□	訪問直前の最終確認	前日あるいは当日に最終確認の連絡をすると確実である。
訪問時	□	自己の体調確認	良いケアができるように常に万全の体調で臨む。
	□	身だしなみの確認	対象に不快感を与えない清潔感のある服装で臨む。感染予防の観点からエプロンは対象毎に交換する。
	□	駐車スペースの安全確認	迷惑駐車とならないか、事故やトラブルの危険はないかを確認する。
	□	自己紹介・訪問の説明	自己紹介、証明書の提示、訪問目的・予測時間等を伝え、対象者をフルネームで確認する。
	□	幼児、ペットに注意	幼児、ペットは思わぬ行動に出る場合がある。対象と相談し、対策をとる。
	□	家族の健康状態の確認	感染予防の観点から、家族の健康状態を再度確認する。
	□	環境の確認	日当たり、騒音、公園等の外的環境及び、室内が安全で穏やかな育児環境であるかを確認する。
	□	充分な対応と説明	相手の思いを受止めケアができたか、理解しやすいように伝えたか、誤解や行違いがないかを考える。
	□	対象の理解の確認	伝えて終わりにせず、内容が伝わっているか、対象の理解を確認する。
	□	手続き・会計	報告書等へのサイン等、漏れがないか注意する。
	□	個人情報の管理徹底	紛失しないよう、安全な取り扱い方法を決めて遵守する。また、自己の忘れ物がないか点検する。
訪問後	□	記録の完了・保管	訪問で得た情報を整理し、実施したケアや対象の反応を含めた記録を完成させ、施錠し保管する。
	□	報告書作成	特別な報告が必要な場合は速やかに行う。事業報告書の作成をする。

Part 3

配慮が必要な母子への支援

Ⅰ．多胎児への支援

1．多胎家庭への支援の必要性

多胎の分娩件数の割合は１％前後で、少子化とはいえ、生殖補助医療の進歩や不妊治療の保険適用により、この割合は今後も続くと見込まれる。そして、多胎の妊娠･出産はリスクが伴い、管理入院などにより入院期間が長く、体力が低下した状態で育児が始まる、低出生体重児（双子の約７割が低出生体重児）で生まれた複数の児を同時に世話する、多胎育児は過酷でSOSを出す時間や気力さえなく容易に孤立する、多胎家庭の虐待死の発生数は単胎家庭の2.5～４倍と報告されていることなどから、多胎家庭への切れ目のない支援は大変重要となる。多胎家庭に少しでもゆとりや安心をもたらす上で、産後ケアにおける助産師の存在は大きい。

2．多胎家庭への産後ケア時の主な留意点

１）多胎の妊娠・出産の振り返り

多胎の妊娠はほとんどが想定外である、多胎情報が得られにくい、ハイリスク管理となることから多胎妊婦の不安は高い。また、妊娠期は切迫早産等で、突然の入院や長期入院となることが多い。多胎の出産を取扱う病院が集約化されているため、長距離の通院を強いられている場合もある。経産婦においては、これらの状況により、妊娠中から上の子への対応に苦慮することも多い。さらに多くは帝王切開分娩となり身体的負担が大きい状況で育児が始まる。助産師が、妊娠や出産を振り返る機会を提供することで、多胎児の母親の気持ちの整理につながる。

２）多胎育児経験者との繋がり

多胎妊婦（母親）にとって、多胎育児経験者との繋がりは安心につながる。それは、単胎育児の情報より多胎特有の情報の方が大いに役立ち、医療者から多胎育児について十分に支援を受ける機会は少ないからである。助産師はピアサポートとの接点を確認し、もし接点がなければ、ピアサポートの意義を説明し、多胎サークルや交流会を紹介する。厚労省は令和２年度より多胎妊産婦支援を推進しており、各地域で多胎ピアサポートに力を入れている。また、助産師自身が多胎育児の理解を深めたい場合、地域の多胎交流会の見学や多胎家庭への産後ケア同行訪問なども効果的である。

３）多胎児の母親（家族も含む）の疲弊や孤立状況の把握と対応

多胎の育児は、入院中は無我夢中で過ぎるが、退院したその日から困難さが一気に現実化する。昼夜なく途切れのない世話が続き、母親は常に睡眠不足で意識が朦朧状態となる。子どもらは授乳をしてもなかなか泣きやまない、よく吐き戻すなど、低体重で生まれた子どもらへの心配も重なり、心身ともに疲労困憊が続く。授乳は誰にも代わってもらえず、自分を責め、思うよ

うにならない育児に苛立ち、可愛く思えない、近所迷惑を気に病むなど、誰もが産後うつになってもおかしくない。幼い上の子をもつ経産婦にはさらなるストレスが嵩む。さらに、多くの多胎児の親は、支援を頼みたくても頼む余裕すらなく、孤立を余儀なくされている。

助産師は、多胎の母親の疲弊感や孤立状況に十分に着目すべきである。支援状況を確認すること（Part2　家族の育児機能向上のためのケア〈p74 ～ 77〉に準ずる）はもちろん、多胎の母親の睡眠や休息状況、心配事などに耳を傾け、十分に労うことが重要になる。また、家族（夫や実母）も疲弊していることが多く、同様に配慮が必要になる。時には疲弊感への対応（休養のあり方や多胎児の寝かしつけ方、手抜き方法など）や、社会資源の活用などについて助産師が一緒に考えることが役立つ。深刻な場合は、地域に連絡して相談していく。

また、多胎児の世話が続くことで、母親自身の身体症状（赤色悪露が続く、肩こり、腰痛など）が悪化しているのに、我慢しているか、気づいてないことも多く、助産師が症状の程度や対処について配慮することが通院や治療のきっかけになる。

4）多胎児の母親特有の感情への理解

多胎児の母親は、多胎児に対する特有な感情を体験する。そのひとつが自責の念で、小さく産んだこと、ふたりに同じようにしてあげられないこと、一人育児のように世話が十分にできないこと、子どもらを比べてしまうこと、ひとりだけをかわいいと思ってしまうことなどへの申し訳なさなどである。もうひとつは、多胎児がかわいい、多胎育児が楽しい、多胎児のそれぞれの個性をみつけて楽しむ、多胎児同士のやりとりが面白いなど、多胎であることへの肯定的な感情である。

多胎児への気持ちは、申し訳ないと感じたり、楽しいと感じたり、育児期を通して揺れ動くが、多胎育児における肯定感の経験は強みとなる。助産師は、母親が多胎特有の感情を表出した際には、十分に傾聴し労う。

5）多胎児の授乳支援

(1) 多胎児の授乳状況の把握と労い

多胎児の授乳状況は、母乳育児を望んでも、出産後の状況や母親の睡眠確保のため、約7割が混合栄養となっている。多胎出産は多くが帝王切開分娩となり傷の痛みがある、多くが低出生体重児のため吸啜力が弱い、NICUへの入院や分娩後の異常で母親と触れ合う時期が遅延するなど、出産後の直接授乳は比較的困難になりやすい。助産師は、これまでの授乳状況から、十分に母親を労い、課題や要望に沿って助言や提案を行なっていく。多胎児の授乳の基本として、母親が楽と感じること、安全なことが大事になる。

(2) 同時授乳について

多胎児の授乳方法も基本的には自律授乳であるが、ひとりずつ飲ませる（一人授乳）方法の他に、ふたり同時に飲ませる（同時授乳）方法があり、それぞれに長所と短所がある（表20）。

表 20　多胎児への授乳方法　一人授乳と同時授乳の長所と短所

	長所	短所
一人授乳	• 母親１人で授乳ができる • スキンシップがとりやすい	• 母親のまとまった休息がとりにくい • もうひとりが途中で泣くことがある
同時授乳	• ふたりの欲求を同時に満たせることで、母親はまとめて休息できる • 乳汁分泌が亢進しやすい	• 授乳時の手伝いが必要 • 同時授乳の体勢がとりにくい • 授乳後の排気を２人同時にはできない

出典：文献 1）2）より作成
1）レーネ・ロノウ（1991）：ふたごの妊娠・出産・育児〜もしもふたごを育てることになったら ,p76-82, ビネバル出版・ささら書房
2）塩野悦子（2003）：多胎〜双子育児を中心に〜 . 堀内成子（編著）, 助産師・看護師必携 産褥・退院支援ガイドブック, p76-80 メディカ出版

場合によっては同時授乳の利点が活かされるため、母親が一度は同時授乳を体験しておくとよい。助産師は、これまでの同時授乳の経験を確認し、必要時、授乳体勢などを補助して同時授乳を試み、さらにより良い方法を助言・提案していく。しかし、多胎児のリズムは常に同じではないため、臨機応変に対応するよう話しておく。

なお、母乳による同時授乳の姿勢は「わき抱き」が基本となるが、「たて抱き」や「仰向け」などもある。また「母乳とミルクの同時授乳」や「ミルクの同時授乳」などもある（図 9）。助産師は、さまざまな授乳体勢を母親に示し、自分に適した方法を選択できるように助言する。なお、ミルクの同時授乳では、哺乳瓶を支える育児グッズなどが活用されているが、安全面の確認も必要となる。

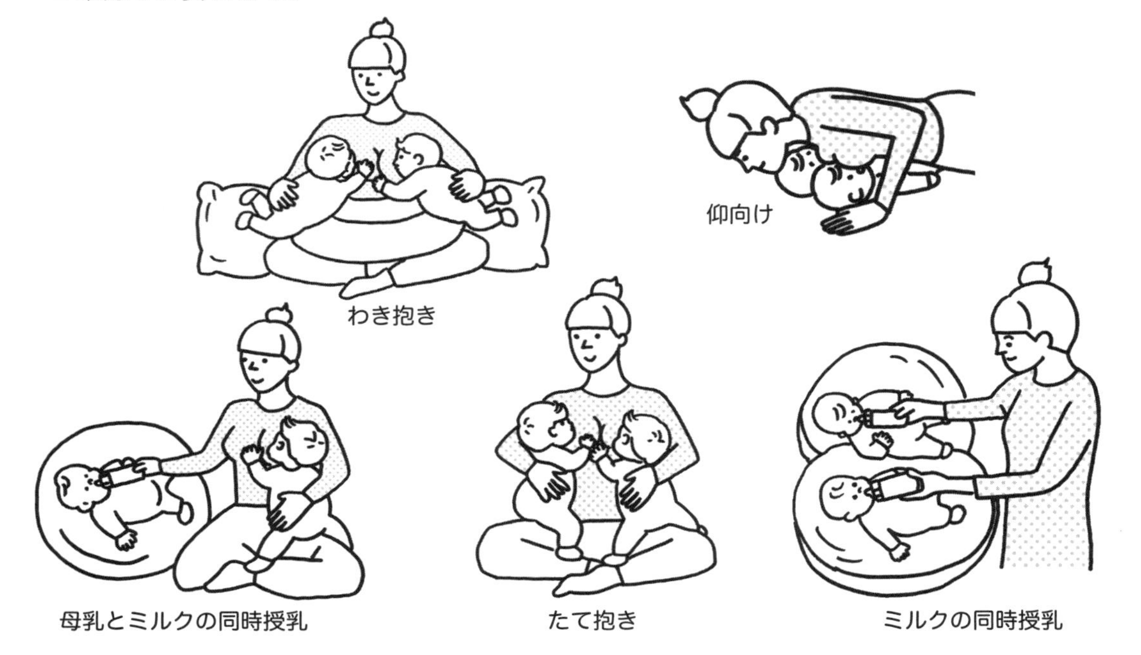

図 9　さまざまな同時授乳の方法

6）多胎家庭への訪問時における安全な環境の確保（行政への要請）

産後ケア利用者が多胎家庭の場合には、受け入れる側の安全な環境の確保が必須要件となる。つまり、産後ケアで多胎児を安全に世話するのに必要なのは、①十分な人員の確保②それに伴う予算の確保である。

例えば、双子が同時に泣いた際、助産師がひとりで２児の泣きに対応するのは困難であることが多い。また、双子の泣きに追われ、助産師が母親の話を十分に聞くことができなくなり、本来の産後ケアの意義が損なわれることになりかねない。多胎児の場合は、助産師２名あるいは助産師と補助者（例：保育士など）での対応が望まれる。

現在は「多胎加算」として予算化されている自治体が多いが、金額的に人員２名分には至らない。今後、この安全な環境の確保のために、助産師は行政にその必要性を説明し、予算の獲得に努力する必要がある。

3．まとめ

多胎児の母親は、疲弊や孤立状態に置かれながらも、必死でサバイバルしている。多胎児が同時に泣いた時どうしているか、母親がどのように睡眠をとっているか、いつ何を食べているかなどを確認することが必要である。多胎児の母親はすれすれの状態で乗り切っており、助産師が母親の工夫を聞き、労うだけで救われることも多い。また、多胎育児では、「休息（息抜き）」・「手抜き」・「人頼み」・「ピアサポート」が何よりも必要となる。助産師は、まずは、産後ケア事業を利用したこと自体を大いに賞賛し、多胎育児の大変さのみならず、楽しさにも寄り添い、多胎育児の伴走者となれることが望ましい。さらに、助産師は多胎家庭への産後ケアが安全に実施されるための体制を、行政と共に整えなければならない。

【参考ホームページ】
一般社団法人日本多胎支援協会　https://jamba.or.jp/

Ⅱ．NICU・GCU を退院した児への支援

1．NICU・GCU の変遷と対象児

近年、周産期医療の発達によりハイリスク児の出生は増加し集中治療で救命され、長期間の入院期間が必要とされる。

NICU に入院する新生児は、出生後直後から管理治療する専門的な治療室で、呼吸心拍監視装置や人工呼吸器・保育器・血液ガス分析装置・超音波診断装置などを有し、低出生体重（特に出生体重 1500g 未満の極低出生体重児）・呼吸障害・重症仮死・黄疸・痙攣・先天性の外科疾患（心疾患、消化器疾患、水頭症など）・染色体異常・奇形症候群（21 トリソミー・18 トリソミー・13 トリソミー他）などさまざまな疾患に対応する。 新生児管理の基本は、栄養（母乳）、

体温保持、感染予防、minimal handling（安静）で、特に早産児では呼吸調節の未熟さがあり容易に無呼吸となるため呼吸心拍監視装置と人工呼吸器は不可欠である。さらに女性の出産年齢が高齢化してきており、不妊治療による出産の増加や高齢による妊娠合併症も多くなっている。不妊治療による妊娠は多胎妊娠のリスクがあり、多胎妊娠の結果、早産や低出生体重児の出産になることもある。

2. 低出生体重児の概念と入院期間

低出生体重児とは出生体重が 2500g 未満、極低出生体重児は 1500g 未満、超低出生体重児は 1000g 未満を指す。出生時の在胎週数が 37 週未満は早産児となり、28 週未満を超早産児と言う。出生数は減っているにもかかわらず、低出生体重児の数は増え続けている。早産児の NICU 入院期間は、おおよその出産予定日までである。1000g 未満の超低出生体重児では約 3 か月間、22 ～ 23 週の児は、生後 18 週間、およそ 4 ～ 5 か月間病院で過ごすことになる。NICU 入院は診療報酬の制限日数があるため、病院により NICU から GCU に転室することもある。

3. NICU 入院中の母親の心理と支援内容

NICU に児が入院している母親は、自分のせいでこのような事態になったと思い自責の念に苛まれ次第に足が遠のき、NICU の治療の中で母親として何もできないことに無力感を覚えるなどの体験をすることも多い。児の状況によりさまざまではあるが、多くの職種の連携による支援が必要である。特に退院準備に向け継続した医療的ケアが必要な場合は、NICU 退院児の訪問看護で病院と地域をつなぎ、家族が地域での育児に適応できるよう支援する役割も担っている。

4. 退院に向けての準備

医療的ケアがない退院児は母親が初めて 24 時間の授乳や沐浴といった日常ケアなどを行う。病院によっては、宿泊体験が可能な場合もあるが、1 泊 2 日程度の体験では母親の不安は解消されないこともある。それぞれの家族に合わせた無理のないケアを支援することは必要であり、産後ケアなどで相談しながら生活に慣れていくことが望まれる。また、医療的ケアが必要な対象者においては、入院中に地域の訪問看護ステーションや小児科医と家族との多職種共同カンファレンスをし、社会的資源を活用することも重要である。退院児の母親の多くは自責の念を持ち「退院してからは自分が頑張らなくては」と感じてしまう傾向がある。そのため周囲に援助を求められず、過度な負担を負ってしまうケースも少なくない。入院中からの切れ目のない支援で退院後に連携できる人間関係をつくることも必要である。

5. 産後ケアの活用

NICU 入院児の母親は、乳房のケアや搾乳に不安を抱くことが多い。また自身の気持ちを話す

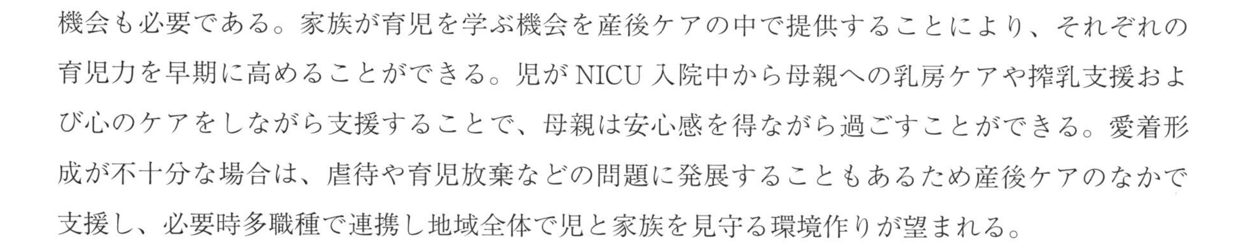
機会も必要である。家族が育児を学ぶ機会を産後ケアの中で提供することにより、それぞれの育児力を早期に高めることができる。児がNICU入院中から母親への乳房ケアや搾乳支援および心のケアをしながら支援することで、母親は安心感を得ながら過ごすことができる。愛着形成が不十分な場合は、虐待や育児放棄などの問題に発展することもあるため産後ケアのなかで支援し、必要時多職種で連携し地域全体で児と家族を見守る環境作りが望まれる。

Ⅲ．精神的な支援が必要な母親への支援

産後は精神疾患が発症しやすい時期であり、精神疾患の既往がある場合は産後に増悪または再発する頻度も高い。妊娠・出産による身体的変化、生活環境の変化や育児による疲労、不安が起因する。出産のみならず，養子を迎えた母親にも精神疾患が起こることもある。産後ケアを利用される母親の中には精神的支援が必要な母親も含まれることがあることを念頭に置きケアを実践する必要がある。

1．産褥期にみられるメンタルヘルスの問題

1）マタニティーブルーズ

産後3～10日に発症することが多く、一過性（約2週間）に情緒不安定な状態がみられる。主な症状として、軽度の抑うつ、涙もろさ、不安感、集中力・思考力の低下、不眠、疲労などがみられる。

病的なものではないと考えられているが、マタニティーブルーズは、産後うつのハイリスク因子である。また、精神科疾患の既往がある場合等は特に慎重な対応が求められる。一過性のものかどうか、経過観察をしていく必要がある。

2）産褥期にみられる精神疾患

精神疾患の患者は増加傾向にある。そのため精神疾患合併妊婦も増えてきており、産後ケア事業に従事する助産師は、精神科疾患についての理解が必要である。

(1) 産後うつ

罹病率は10～13%といわれている。症状として、気分の落ち込み、罪悪感、楽しみの喪失、食欲減退、不眠、意欲の障害、希死念慮を抱くこともある。

リスク因子として以下のものがあげられる。

・妊娠うつ

・本人や家族に精神疾患の既往

・緊急の帝王切開、・児に異常があった場合など、予期せぬ妊娠・出産経過

・心理・社会的なサポートの不足、経済的不安、家族間のトラブル

・引っ越しなどの生活環境の変化

早期発見・早期介入することで良好な経過をたどることもあるため、産後ケアでの助産師のかかわりは重要となる。

(2) 不安障害

パニック障害、強迫性障害、全般性不安障害などがある。

パニック障害は呼吸苦、動悸、吐き気、発汗、死ぬのではないかという恐怖などの症状が突然現れる「パニック発作」と、また発作が起きたらどうしようという不安を感じる「予期不安」がある。

強迫性障害は不合理と分かっていても繰り返し考えたり、同じ行為を繰り返したりしてしまうことであり、産後の母親では、例えば児を落としてしまうのではないかと繰り返し考えてしまう「強迫観念」や、汚れが気になって哺乳瓶の洗浄を繰り返してしまう「強迫行為」などがある。

全般性不安障害はさまざまなことについて不安が生じる状態であり、産後の母親は通常、不安がみられることも多いが、全般性不安障害の母親の場合、極度の不安がみられ、自分で対処できない状態となる。不安障害の治療は薬物療法と心理療法がある。母親の訴えを傾聴し、セルフコントロールできているかどうか判断し、医療が必要な状態かどうかの判断が必要である。

(3) 統合失調症

およそ100人に1人の発症率といわれている一般的な疾患である。幻聴や妄想などの「陽性症状」と、喜怒哀楽が乏しくなり、周囲に対して無関心や無表情になる「陰性症状」がある。また認知機能障害が起こり、日常生活に支障が出る場合もある。

薬物療法が有効で、服薬を継続する必要がある。授乳に対する不安から自己判断で服薬を中止しないように、注意が必要である。

(4) 双極性障害

そう症状とうつ症状という2つの症状が現れる疾患である。うつ症状のみ長く表れる場合もあり、診断が難しい場合がある。

薬物治療が必要で、再発防止にも効果があるといわれている。症状が落ち着いたと思い、服薬を中止すると再発することが多く、長期の治療継続が必要である。産褥期に再発しやすく、そう症状とうつ症状の急速な発症や交代があり、自殺のリスクも高くなることがあるため注意が必要である。

(5) 産褥精神病

発症率は0.1～0.2%とまれな疾患ではあるが、急激な症状の悪化、強い精神症状、希死念慮がみられ、児や家族を傷つけるリスクも高く、入院管理、専門家による治療が必要である。発症時期は産後数日から2～3週間頃である。

3) 流産・死産を経験した母親に対する支援

流産や死産を経験した母親は大きな悲嘆と直面することになる。悲嘆は正常な反応であるが本人が適応していくためには長い時間がかかり、一見すると支援の必要性を感じないようにみえることもある。しかし、悲嘆反応が通常の範囲を超えると、精神的に不安定になることもあるため、助産師は流産や死産を経験した母親とその家族に寄り添う役割を担う必要がある。

流産や死産を経験した母親も産後ケアの対象になるため、施設で働く助産師はこのような母親と出会った場合、市区町村の関係機関に連絡するとともに、本人に対して産後ケアが利用できることを伝えることが重要である。

また、産後ケアを実施する助産師は、子どもを亡くした母親と家族への対応について理解したうえで身体的ケア(乳房ケアを含む)精神的ケアを行い、ケアを実施する際にはほかの母子と会わないようにするなど、環境にも配慮する必要がある。

2. 心理状態のアセスメント

Part2の心理状態のアセスメント(p55)を十分に行う。

産後ケアでは産後の経過についての指示書や紹介状がない場合や、精神科の既往については母親自身が語らないこともあるため、導入時の問診・アセスメントは重要である。

1) 注意が必要な言動

うわの空で、ぼんやりしている、何でもないことに涙ぐむ、必要以上に自分を責める様子が見られるなど、母親の気になる言動があるときは注意が必要である。また、自殺や児に対しての虐待をほのめかす場合、落ち着きがなくじっとしていられない、衝動的な行動がみられる場合には産後ケアの継続について検討する必要がある。

助産師一人で対応するのではなく、心理士などの専門職との連携も必要である。

2) 必要時、精神的支援のためのアセスメントに役立つ質問票を使う

個別の精神的支援が必要と考える場合には、「エジンバラ産後うつ病質問票(EPDS)」「赤ちゃんへの気持ち質問票」「育児支援チェックリスト」等の質問票への回答を求め、その状況を確認する。多職種との連携が必要な場合には、母親の状況とともに質問票の回答結果についても共有する。

3. 精神的な支援が必要な母子に対して産後ケアでできること

1）母親の気持ちを傾聴し共感する

産後の母親に対して、まずは相手の気持ちに寄り添った言葉がけをしながら共感を示すことが大切である。そうすることにより母親自身が意識していない気持ちを把握することができる。助産師と話をすることによって、抽象的で漠然とした不安が具体化し、母親自身が対応方法について考えることができようになる。

2）言葉がけに対する注意点

不安を抱えている母親に対しての言葉がけは注意が必要である。「がんばりましょう」などの励ましや「赤ちゃんや自分を傷つけることはいけない」「死にたいなんて考えるのは間違っている」など否定するような言葉かけをすると母親が自分の気持ちを表出できなくなるので、注意が必要である。

3）身体の休息

育児による疲労が蓄積したために精神状態が不安定になっている場合は、休息をとれるような援助が必要となる。

4）育児手技に対する不安の軽減

自信をもって育児ができるような支援を行うことで母親としての自信を持つことができる。育児手技を伝えるときも、母親の行動を否定せず、がんばっていることを認めてねぎらう姿勢が必要である。

4. 発達障害のある母親への支援

発達障害を持つ人はストレス脆弱性が高い。そのため、妊娠・出産・育児という環境の急激な変化に対してうまく対処できず、適応障害の症状を呈することがある。

例えば自閉スペクトラム症の場合、以下のような特徴がある。

1. コミュニケーションの障害

・他人の気持ちに関心がない・場の空気が読めない・マイペース・自己完結

・過度の人見知りや過度な馴れ馴れしさがある

2. 同一性保持傾向

こだわりが強いという傾向があり、予測が立てられてないことへの不安や自分の考え方が通じないことへの不安がある。

このような特性があるため、子どもの要求がわからないことがあり、子どもの要求に対して適切な対応をすることが難しい。定型発達の母親に対して支援をする場合は、育児行動に対し、本人のニーズを引きだし主体的に判断できるよう支援し、母親の自己肯定感を高めるかかわり方が基本である。しかし発達障害のある母親に対してはこのような対処をすると、うまく伝わらず、余計に混乱をさせてしまうことがある。母親が子どものニーズを理解できていない、助産師の説明がうまく伝わっていないなどが感じられた場合には発達障害の可能性も考え、明確・具体的なアドバイスを行うことや短期間での評価・プランの修正等が必要となる場合もある。

また、複数の人が関わると混乱を生じることがあるため、なるべく決まった人が対応する方が望ましい。決まった担当者を確定できない場合には、記録を通じて経過やケアを共有し、統一したかかわりを提供できるようにする必要がある。

5. 多職種連携

産後ケアでメンタルヘルスの支援が必要な母子とかかわった場合、関係機関と連携し、多職種で協働して支援する必要がある。

精神疾患の急性期で医療的ケアが必要な場合や、虐待が危惧されるような場合は産後ケアの対象から除外される。このような母親の利用の申し込みがあった場合、委託元の行政に相談・報告し、場合によっては受け入れを断る判断も必要である。

産後ケア実施中に母親の精神状態が急激に悪化し、母子の安全が脅かされるような事態になった場合には産後ケアを中止し、依頼元の行政機関に報告する。夜間の場合には助産師だけで対応することはせず、家族の協力が得られるよう調整を図り、帰宅させることも念頭に置く必要がある。また、地域の精神科夜間救急対応についても把握し、必要時には母子の安全を第一に考え、躊躇せずに連携することが必要である。そのために、日ごろから精神科や心療内科との関係性を作っておくことも必要である。

Ⅳ. 身体状況にトラブルを生じている母親への支援

産後に起こりやすい身体的なトラブルに対する対処について

1. 子宮復古不全

産後子宮復古の遅延が認められている状態をいう。胎盤や卵膜が遺残していると、子宮収縮不全がみられ、大量の出血や子宮内感染症を起こす可能性がある。

以下のような症状がある場合は注意が必要である。分娩経過や検査データの把握も重要であり、必要に応じて受診を促す。

・産褥日数に比較して大きく軟らかい子宮底を蝕知する
・産褥１～２週間を経ても、血清悪露が続く

2. 乳腺炎

乳腺炎は、「圧痛、熱感、腫脹のあるくさび形をした乳房の病変（限局性の病変）で、38.5℃以上の発熱、悪寒、インフルエンザ様の身体の痛みおよび全身症状を伴うものである」と定義されている。授乳中であればいつでも発症しうるが、産後２～３週目が最も多く、６週以内に起こることが多い。

乳腺炎のケアについては『乳腺炎ケアガイドライン 2020』のフローチャート（巻末資料４）を参照する。フローチャートでは乳腺炎の状態を４段階で示し、情報収集のタイミング、支援方法を示している。助産師のケアのみで対応できるか、医療が必要な状態であるのかを十分にアセスメントし支援をすることが重要である。

3. 排尿・排便障害

妊婦の高齢化や無痛分娩の増加により、出産後の尿閉・尿漏れや排便障害で悩んでいる母親は多い。排尿・排便障害は、自尊感情の低下につながり、相談をためらう母親も多い。産後ケアではゆっくり相談を受ける機会となるため、排尿･排便についてのアセスメントは重要である。

骨盤底筋トレーニング

Point!

① 骨盤底筋に力を入れるイメージ
・尿を止める　・膣を引き上げる　・お尻の穴を引き上げる
② 力を入れる時間は１秒、３秒、５秒と徐々に長くしましょう

骨盤底筋トレーニング（基礎）10秒×10回×2～3セット

仰向けまたは肘をついた四つ這いで息を吐きながら骨盤底筋に力を入れます。

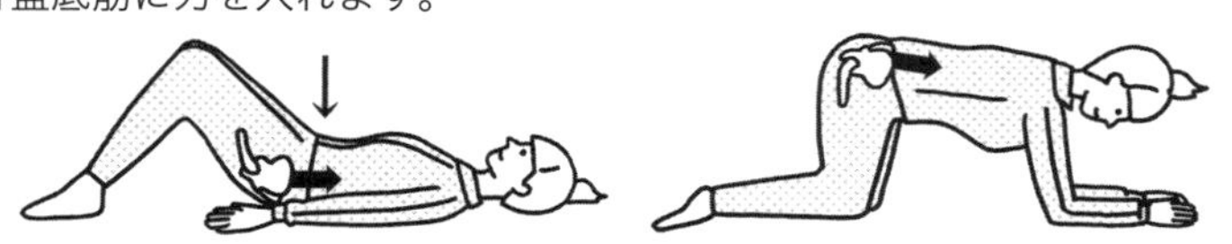

骨盤底筋トレーニング（応用）10秒×10回×2～3セット

両膝を立てて、仰向けになり、息を吐きながら骨盤底筋に力を入れて、お尻を持ち上げます。そのまま、息を吐きながら更に骨盤底筋の引き上げを数回（3回程度でおよそ10秒くらい）行います。

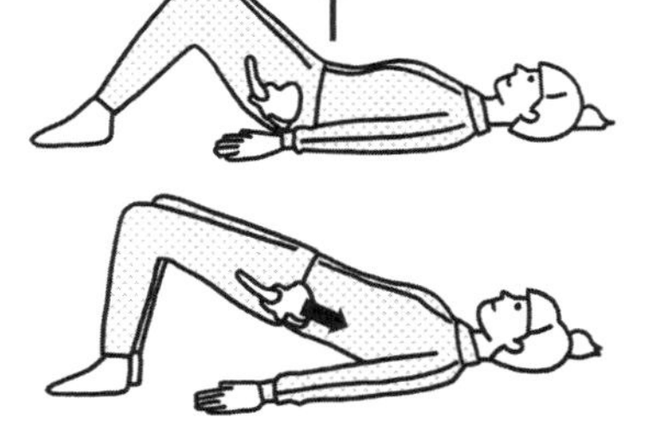

出典：理学療法ハンドブック｜理学療法士を知る｜公益社団法人 日本理学療法士協会 (japanpt.or.jp)

図 10　骨盤底筋トレーニングの例

＊産後ケアで骨盤底筋運動を実践する場合、骨盤底筋以外に力が入っていないかの確認が必要である。例えば、対象者に仰臥位で骨盤底筋を閉めてもらい、助産師が対象者の腹緊に手を当て、力が入っていないかを確認する。

産科での継続支援の状況を確認し、対応されていないようであれば、理学療法士等の専門家のケアが受けられるように調整をする。

また、母親自身ができるセルフケアとして骨盤底筋トレーニングがある。産後ケアで助産師が指導する場合は、助産師自身も正しい知識を習得する必要がある。

4. 肩こり・手根管症候群・腱鞘炎・手のこわばり

慣れない児の世話や、授乳のため母親は無理な姿勢で育児を行っていることが多く、肩こりを訴える母親も少なくない。育児行動で手を使いすぎると痛みを訴える母親も多い。母親の身体の負担を減らす育児の方法についてPart2を参考に指導が必要である。

痛みが長く続く場合は、全身性の疾患が原因の場合もあるので、充分なアセスメントが必要であり、必要時は受診を勧める。

5. 浮腫

産後は体内の急激な水分の喪失による代償機構や、ホルモンバランスの変化、疲労や運動不足から浮腫が生じることがある。浮腫がみられた場合、産後ケアでは、十分に休息がとれるよう環境を整え、軽いストレッチ等の運動を指導し、身体を温め、血行を良くするような援助が必要である。また弾性ストッキングの使用や、就寝時には下肢を挙上するなどを行う。通常は1か月程度で落ち着くことが多いが、症状が長引くときには治療が必要な場合もあるので、医療機関への受診を勧める。

6. 腰痛

育児中の女性は無理な授乳姿勢や頻回な児の抱っこ等の育児行動のため、腰痛を起こすことがある。産後ケアを利用する母親が腰痛を訴える場合は育児行動をよく観察し、Part2で述べたような適切な授乳姿勢や抱っこの方法を指導する必要がある。

また、女性の骨量は20代で最大骨量に達し、40代になると減少していく。高齢で妊娠する女性は骨量が減少する頃の妊娠となるため、妊娠出産を通じて骨密度が低下する可能性がある。そのため、産後ケアでの食事指導（カルシウム、ビタミンDの摂取）、適度な日光浴や運動についての指導が必要である。腰痛を訴える母親に対し、日常生活での姿勢の指導や適切な骨盤ケア等を実施しても痛みがひどい場合や長引く場合には、圧迫骨折の可能性も考え医療機関への受診を勧める。

7. 出産後甲状腺機能異常症

産後に、不定愁訴を訴える場合は、甲状腺機能異常が原因のこともある。特に妊娠中に甲状腺機能異常があった場合には産後に症状を呈することがある。一過性で治療を必要としないものもあるが、症状が強い場合は、血液検査での鑑別が必要であるため、受診を勧める。

8．シーハン症候群

分娩時の大量出血のため、下垂体の循環不全が起こり、下垂体が変性・壊死することが原因で起こる疾患である。症状として倦怠感や無気力、低血糖、乳汁分泌低下などの症状がみられる。出産後数年で症状が顕在化することが多いが、まれに急激に発症することがある。血液検査、画像検査により診断が可能である。分娩時の出血が多く、上記のような症状がある場合には、シーハン症候群の可能性も考え、受診を促すことも必要である。

参考文献

American Academy of Pediatrics〔AAP〕. (2001). Transfer of drugs and other chemicals into human milk. Pediatrics. 2001;108 (3) :pp776–789.

American Academy of Pediatrics〔AAP〕. (2013) The Transfer of Drugs and Therapeutics Into Human Breast Milk: An Update on Selected Topics, Pediatrics. pp796–809.

Colson SD (2008). Optimal positions for the release of primitive neonatal reflexes stimulating breastfeeding , Early Human Development (84), pp441–449.

Glover R, Wiessinger D. (2016).They can do it, You can help: Building breastfeeding skill and confidence in mother and helper, Genna CW, Supporting Sucking Skills In Breastfeeding Infant 3rd,ed. pp130–148.

International Lactation Consultant Association〔ILCA〕. (2014). Clinical Guidelines for the Establishment of Exclusive Breastfeeding.

厚生労働省. (2013). 子ども虐待対応の手引き（平成 25 年 8 月改正版）

Lawrence & Lawrence. (2016). Breastfeeding A Guide for the Medical Profession, 8th ed. Elsevier.

水井雅子. (2017). 母乳育児支援・乳房ケアトラブル解決集エビデンス＋実践法でお母さんの不安解消 多胎の母乳育児支援 , ペリネイタルケア 36 (3). pp241–245. メディカ出版.

Riordan J, Wambach K. (2005). Breastfeeding and Human Lactation 4th Edition, p613. Jones and Bartlett Publishers.

世界保健機関 , 国連食糧農業機関. (2007). 乳児用調製粉乳の安全な調乳、保存及び取扱いに関するガイドライン

Thomas A, Chess S. (1977). Temperament and Development, Brunner-Routledge.

日本産婦人科医会. (2021). 妊産婦メンタルヘルスケアマニュアル～産後ケアへの切れ目ない支援に向けて～ (2021), p97-111. 中外医学社.

綾部琢哉 , 板倉敦夫. (2021). 標準産婦人科学第 5 版, p 608-616. 医学書院.

宗田　聡. (2017). これからはじめる周産期メンタルヘルス　産後うつかな？と思ったら, p 20-45. 南山堂.

病気が見える Vol.10 産科 第 4 版 (2021), p 372-374. メディックメディア.

理学療法ハンドブック シリーズ10　女性のライフステージ．日本理学療法士協会．
https://www.japanpt.or.jp/about_pt/therapy/tools/handbook/

UNICEF/WHO（2009）．赤ちゃんとお母さんにやさしい母乳育児支援ガイド ベーシック・コース
「母乳育児成功のための10カ条」の実践，p166．医学書院．

横山徹爾，加藤則子，ほか．（2011）．乳幼児身体発育評価マニュアル
平成23年度厚生労働科学研究費補助金（成育疾患克服等次世代育成基盤研究事業）
「乳幼児身体発育調査の統計学的解析とその手法及び利活用に関する研究」
（H23-次世代-指定-005）．厚生労働省．

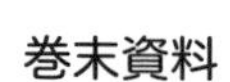

Weight-for-age BOYS

Birth to 6 months (percentiles)

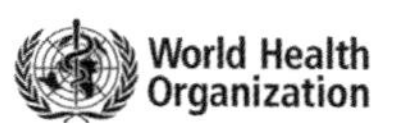

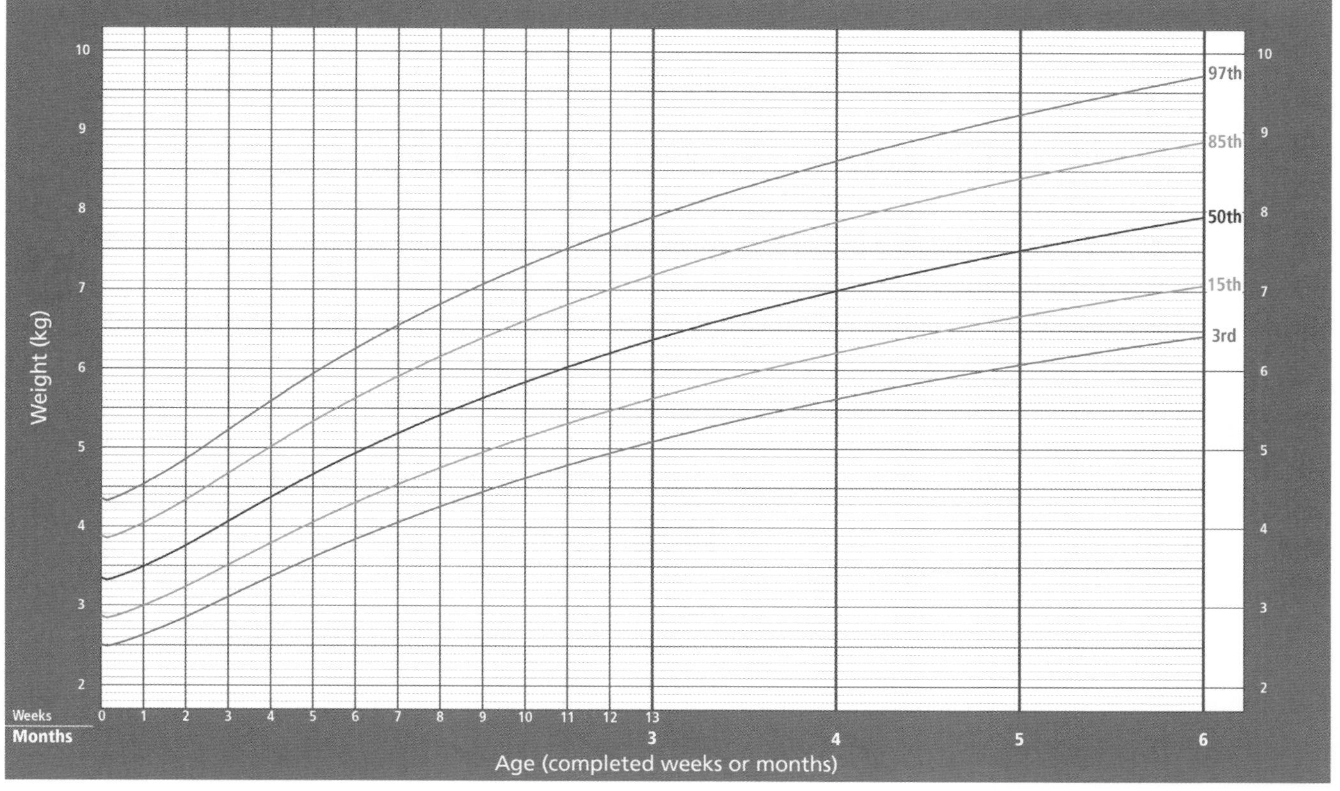

WHO Child Growth Standards

Weight-for-age GIRLS

Birth to 6 months (percentiles)

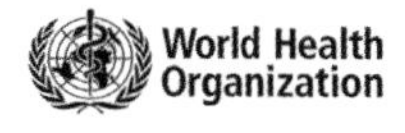

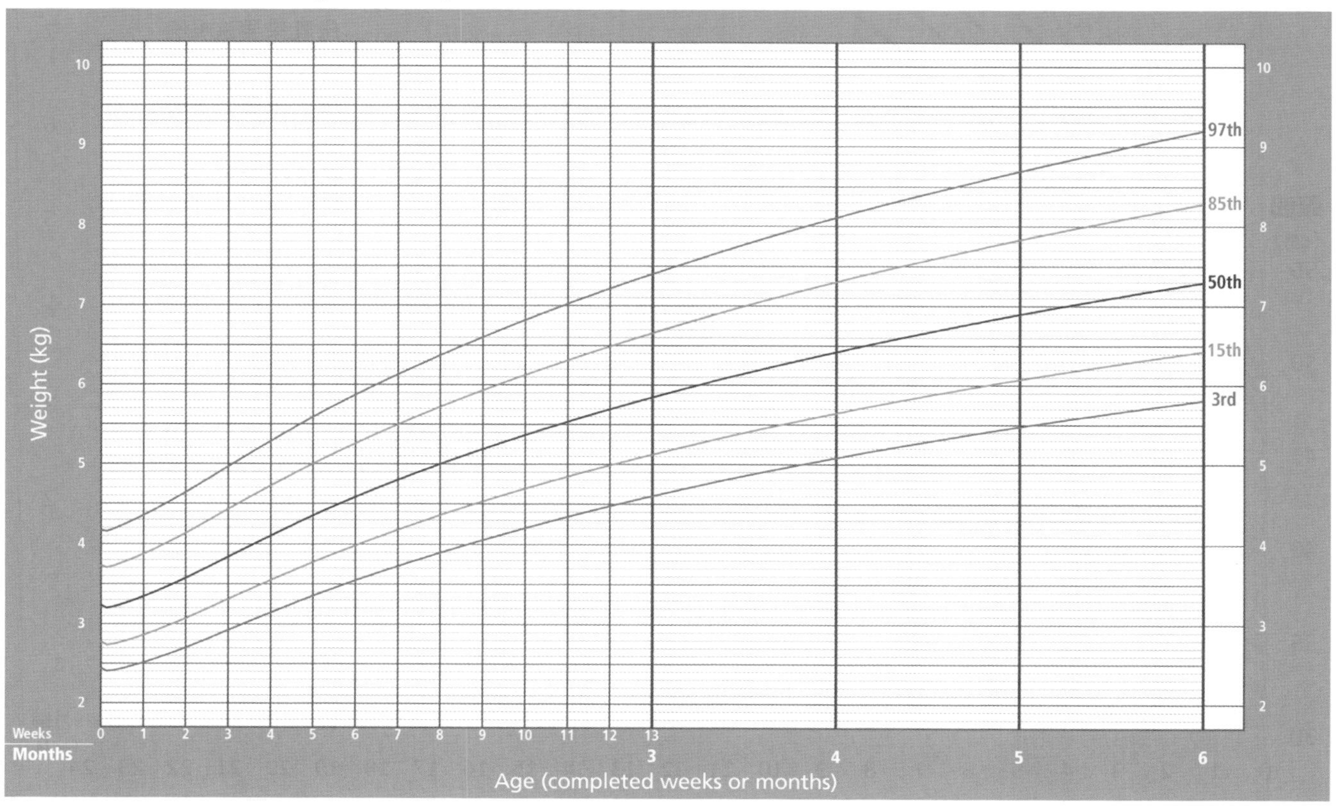

WHO Child Growth Standards

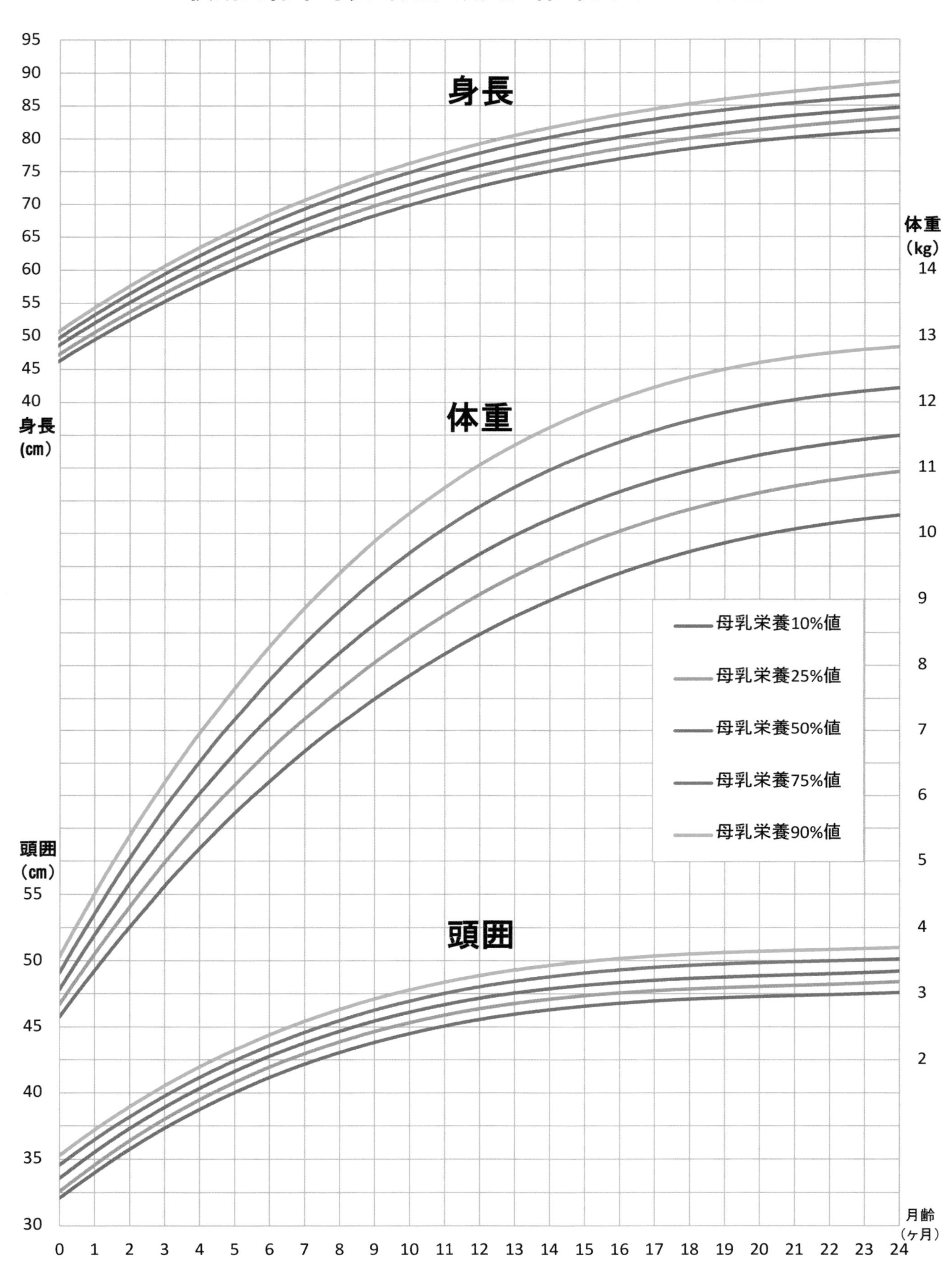
横断的標準身長･体重･頭囲曲線　男子（0－24ヶ月）
身長
体重
頭囲
身長（cm）
体重（kg）
頭囲（cm）
月齢（ヶ月）
母乳栄養10%値
母乳栄養25%値
母乳栄養50%値
母乳栄養75%値
母乳栄養90%値
95
90
85
80
75
70
65
60
55
50
45
40
55
50
45
40
35
30
14
13
12
11
10
9
8
7
6
5
4
3
2
0 1 2 3 4 5 6 7 8 9 10 11 12 13 14 15 16 17 18 19 20 21 22 23 24

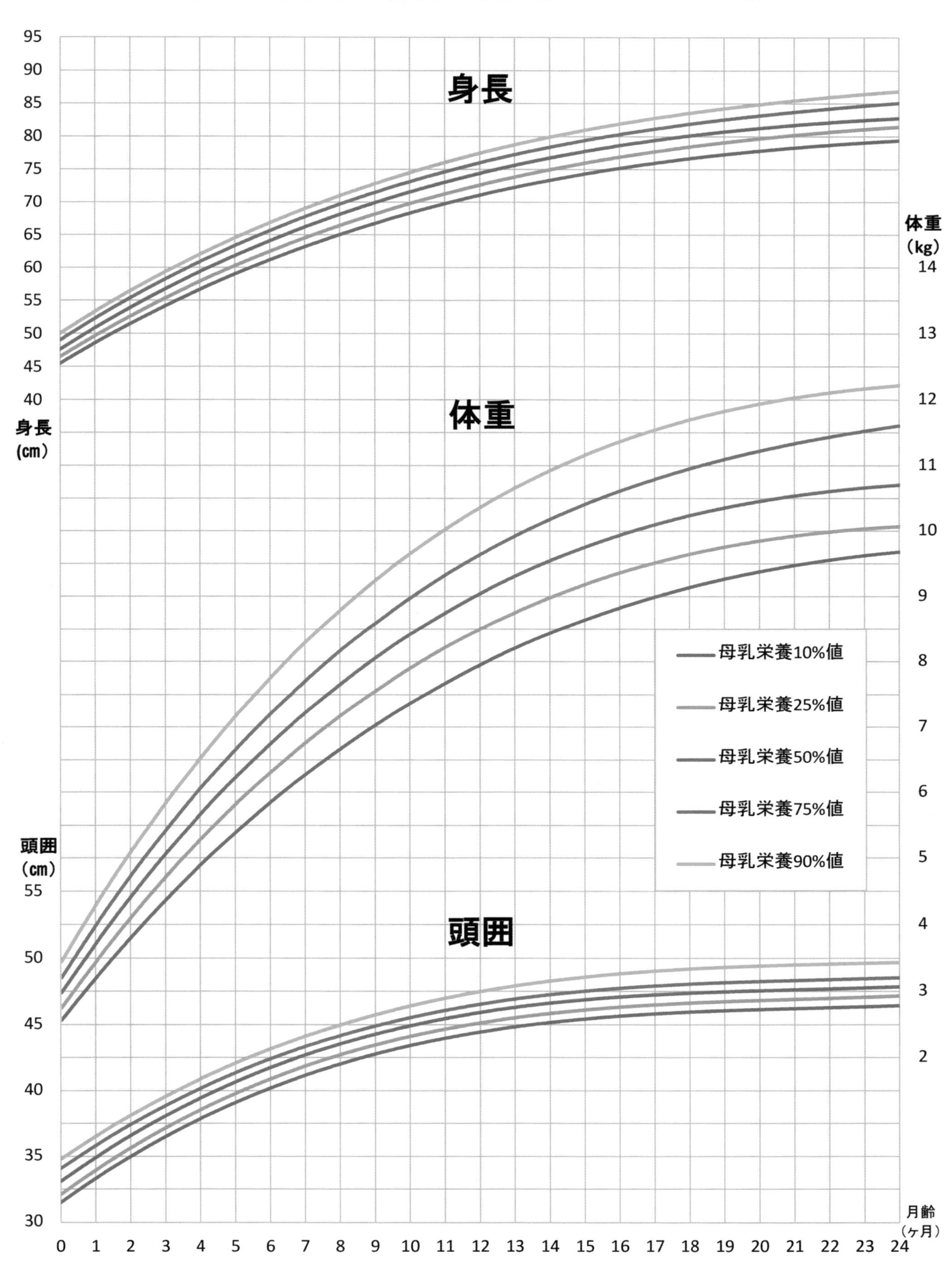
横断的標準身長・体重・頭囲曲線　女子（0－24ヶ月）
身長
体重
頭囲
身長（cm）
体重（kg）
頭囲（cm）
月齢（ヶ月）
95
90
85
80
75
70
65
60
55
50
45
40
14
13
12
11
10
9
8
7
6
5
4
3
2
55
50
45
40
35
30
0 1 2 3 4 5 6 7 8 9 10 11 12 13 14 15 16 17 18 19 20 21 22 23 24
母乳栄養10%値
母乳栄養25%値
母乳栄養50%値
母乳栄養75%値
母乳栄養90%値

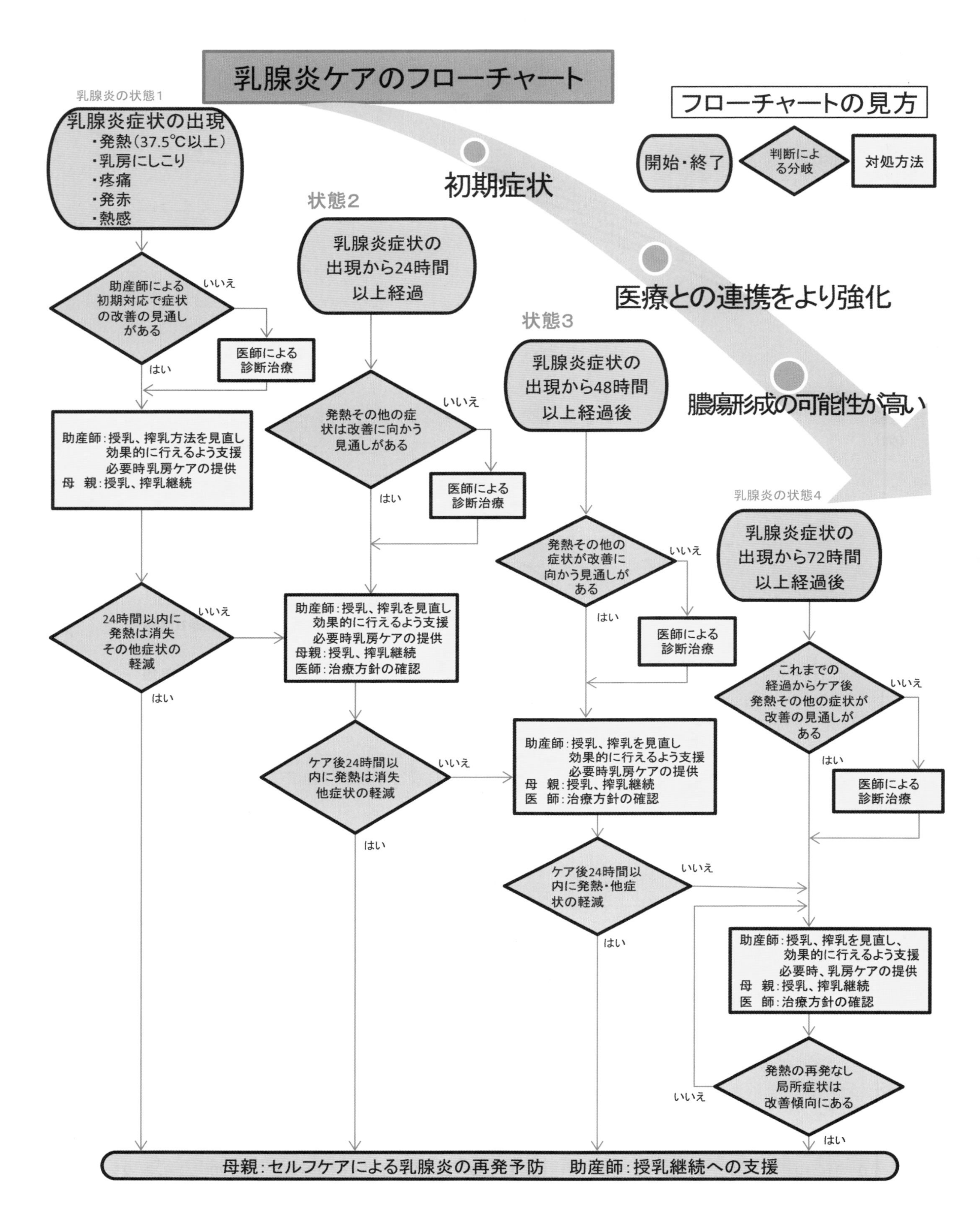

乳腺炎ケアのフローチャート
フローチャートの見方
開始・終了
判断による分岐
対処方法
初期症状
医療との連携をより強化
膿瘍形成の可能性が高い
乳腺炎の状態1
乳腺炎症状の出現
・発熱（37.5℃以上）
・乳房にしこり
・疼痛
・発赤
・熱感
助産師による初期対応で症状の改善の見通しがある
いいえ
医師による診断治療
はい
助産師：授乳、搾乳方法を見直し効果的に行えるよう支援 必要時乳房ケアの提供
母　親：授乳、搾乳継続
24時間以内に発熱は消失その他症状の軽減
いいえ
はい
状態2
乳腺炎症状の出現から24時間以上経過
発熱その他の症状は改善に向かう見通しがある
いいえ
医師による診断治療
はい
助産師：授乳、搾乳を見直し効果的に行えるよう支援 必要時乳房ケアの提供
母親：授乳、搾乳継続
医師：治療方針の確認
ケア後24時間以内に発熱は消失他症状の軽減
いいえ
はい
状態3
乳腺炎症状の出現から48時間以上経過後
発熱その他の症状が改善に向かう見通しがある
いいえ
医師による診断治療
はい
助産師：授乳、搾乳を見直し効果的に行えるよう支援 必要時乳房ケアの提供
母　親：授乳、搾乳継続
医　師：治療方針の確認
ケア後24時間以内に発熱・他症状の軽減
いいえ
はい
乳腺炎の状態4
乳腺炎症状の出現から72時間以上経過後
これまでの経過からケア後発熱その他の症状が改善の見通しがある
いいえ
医師による診断治療
はい
助産師：授乳、搾乳を見直し、効果的に行えるよう支援 必要時、乳房ケアの提供
母　親：授乳、搾乳継続
医　師：治療方針の確認
発熱の再発なし局所症状は改善傾向にある
いいえ
はい
母親：セルフケアによる乳腺炎の再発予防　助産師：授乳継続への支援

産後ケアガイド改訂特別委員会（2023年11月1日現在）

監　修　鈴木俊治　安達久美子
委員長　島田真理恵
委　員　安宅満美子　川島広江　久保絹子　塩野悦子　田口真弓
　　　　永森久美子　布施明美
事務局　松本麻里　近藤なつ希

イラスト　林幸子　KAZMOIS

助産師のための産後ケアガイド2023

発行日　2023年11月1日
編　集　公益社団法人日本助産師会
発　行　株式会社日本助産師会出版　https://www.midwifepc.co.jp/